Rudolf Riedl

Sanfte Medizin für schöne Zähne

Tipps zur Vorbeugung und ersten Hilfe

Stb

Zuletzt erschienen im Verlag Hermann Bauer GmbH & Co. KG,
Freiburg im Breisgau

ISBN 3-89767-490-4
Ab 2007: ISBN 978-3-89767-490-5

1. Auflage

Umschlaggestaltung: Murat Karaçay
Satz: Elke Truckses
Herstellung: Reyhani Druck und Verlag, Darmstadt

www.schirner.com

Inhaltsverzeichnis

Teil III
Selbsthilfe bei Problemen im Mund 73

Teil IV
Mundpflegetipps für Menschen in besonderen Lebenslagen 249

Anhang

Ein paar Worte vorab

In diesem Buch erfahren Sie, welche sanften und ganzheitlichen Heilmethoden bereitstehen, wenn in Ihrem Mund einmal nicht alles in Ordnung ist, und wann der Besuch beim Zahnarzt unumgänglich ist. Außerdem finden Sie jede Menge Tipps und Tricks, wie Sie Beschwerden mildern und Erkrankungen vorbeugen können. Schmerzen, die unbedingt zahnärztlichen Beistand erfordern, lassen sich so zumindest bis zur Behandlung durch einen Mediziner erträglich machen. Dass sich mit einer Nelke Zahnschmerzen lindern lassen, ist allgemein bekannt – darüber hinaus gibt es aber noch eine Vielzahl von Hausmitteln und Therapiemethoden, mit deren Hilfe Sie Zähne, Zahnfleisch und Kiefer selbst behandeln können.

Den Aufbau des Mundes und der Zähne lernen Sie in groben Zügen in Teil I, »Grundlegendes«, kennen. Sie erfahren, wie das Kauorgan des Menschen aufgebaut ist und welche Beziehungen zwischen Zähnen, Zunge, Zahnfleisch, Gaumen, Kieferknochen, Kiefergelenk und dem Menschen als Ganzes bestehen.

Damit Sie sich ein Bild von ihrer Wirkweise machen können, werden Ihnen die für Mund und Zähne wichtigsten ganzheitlichen Heilmethoden in Teil II, »Ganzheitliche Heilmethoden bei Zahn-, Mund- und Kieferbeschwerden«, im Einzelnen vorgestellt. In Teil III dieses Buches, »Sich bei Problemen im Mund selbst helfen«, unter »Beschwerden von A bis Z«, finden Sie dann die wirksamsten, interessantesten und praktizierbarsten Tipps und Tricks aus dem Bereich der ganzheitlichen

Zahnmedizin. Das Verzeichnis der Beschwerden von A bis Z finden Sie auf den Seiten 271 ff.

Teil IV »Mundpflegetipps für Menschen in besonderen Lebenslagen« geht ganz konkret auf spezielle Erkrankungen und Lebenssituationen ein und zeigt, wie eine unterstützende Zahnpflege aussehen kann.

Der Einfachheit halber wird statt »Zahnarzt und Zahnärztin« im gesamten Text nur »Zahnarzt« geschrieben.

Und vergessen Sie niemals:

Lachen reinigt die Zähne.
(Sprichwort aus Afrika)

Hinweis:
Die in diesem Buch gegebenen Ratschläge zur Behandlung von Beschwerden im Mund sind vom Autor sorgfältig recherchiert worden und haben sich in der Praxis als hilfreich erwiesen. Jeder Leser ist aufgefordert, selbstverantwortlich zu entscheiden, ob und inwieweit er diese Methoden anwendet. Riskieren Sie nichts – suchen Sie im Zweifelsfall stets einen Zahnarzt auf! Weder Verlag noch Autor haften für Schäden, die aus Gebrauch oder Missbrauch des Dargestellten entstehen könnten.

Aus rechtlichen Gründen darf der Autor weder telefonisch noch per Email ärztliche Beratung erteilen oder Produktnamen nennen.

Teil I
Grundlegendes

Gesundheit beginnt im Mund

Mit Appetit essen, all die Köstlichkeiten schmecken, mit anderen Menschen sprechen und lachen, Zärtlichkeiten austauschen, das macht unser Dasein lebenswert. Damit ist der Mund mit Lippen und Zähnen, Zunge, Schleimhäuten, Muskeln und Kiefergelenken ein äußerst wichtiger Bereich unseres Körpers. Nicht allein seine herausragende Rolle im menschlichen Lebensalltag macht ihn so bedeutungsvoll. Auch dass er so nahe bei Augen und Ohren, Nase, Hals und Rachen, Wirbelsäule und Gehirn liegt, unterstreicht die zentrale Rolle, die er in unserem Leben spielt. Erkrankungen im Mund haben daher enormen Einfluss auf unsere Stimmung und unseren Allgemeinzustand. Sie äußern sich nicht nur als Zahnschmerzen, Zahnfleischbluten und Kiefergelenksbeschwerden. Sie führen außerdem häufig zu Kopfschmerzen, Ohrengeräuschen, Gleichgewichtsstörungen, Schwindelgefühl, Übelkeit, Sehstörungen, Magen-Darm-Problemen, Depressionen und Gereiztheit. Damit entscheidet der Zustand Ihres Mundes und Ihrer Zähne in hohem Maße darüber, wie gesund Sie sich fühlen und wie gesund Sie tatsächlich sind.

Das Gebiss ist also ein Spiegel für den Gesundheitszustand eines Menschen. Erkrankungen der Zähne, ihre Anfälligkeit für Karies, die Entzündungsbereitschaft des Zahnfleischs, Dichte und Stabilität des Kieferknochens, die Spannung der

Muskeln, die Aktivität der sie versorgenden Nerven und die Widerstandsfähigkeit des Kiefergelenks sind sichtbare Anzeichen für die Stoffwechsellage des Gesamtorganismus. Und ein guter Allgemeinzustand wiederum ist Grundlage für Ihre Freude am Leben. Machen Sie Ihre Zähne, egal ob natürliche oder künstliche, zu einer Quelle der Lebensfreude. Das ist jedem von uns möglich, denn die Gesundheit des Mundes und der Zähne lässt sich bei jedem Menschen verbessern. Auch wer eine Totalprothese trägt, kann sein Leben angenehmer machen, wenn er seinem Mund die nötige Aufmerksamkeit und Pflege schenkt.

Beginnen wir also mit unserer Entdeckungsreise in einen Bereich unseres Körpers, der uns näher nicht sein könnte.

Eine ganzheitliche Sichtweise

Der Mensch ist mehr als nur eine Ansammlung von Körperzellen, Geweben und Organen. Jeder Mensch ist ein ganzes und vor allem ein einzigartiges Wesen. Der Idee der Ganzheitlichkeit liegt die Vorstellung zugrunde, dass jeder Teil des Menschen – und sei er noch so klein – auf den gesamten Menschen wirkt. Umgekehrt erreichen jede Zelle des Körpers Fernwirkungen aus allen Körperbereichen. Wenn sich an einem Organ oder einem Körperteil eine Krankheit zeigt, so ist es in Wirklichkeit der ganze Mensch, der krank ist. Für den Mund gilt das gleichermaßen. Zahnschäden und Zahnfleischerkrankungen stellen sowohl Ursache als auch Wirkung dar. Und so ist die liebevolle Pflege des Mundes eine Wohltat für Körper, Geist und Seele.

Wenn wir den Menschen aus dieser Perspektive der Ganzheitlichkeit betrachten, wird uns schnell klar, dass es kein lokal getrenntes Krankheitsgeschehen geben kann. Im Gegenteil: In Diagnose und Therapie von Erkrankungen muss immer der ganze Mensch einbezogen werden. Bereits im Altertum wussten die Heiler vom negativen Einfluss kranker Zähne auf den gesamten Menschen. So ist auf einer 5000 Jahre alten Tafel mit assyrischer Keilschrift folgender Satz zu lesen: »Mein Herr, dessen Hände und Füße entzündet sind, verdankt diese Krankheit dem Zustand seiner Zähne. Die kranken Zähne meines Herrn müssen aus diesem Grunde entfernt werden. Dann werden die Schmerzen verschwinden und sein Zustand wird zufrieden stellend sein.«*

Besonders Zahnfleischtaschen sind ein offenes Tor für Keime und Gifte. Während die Mundschleimhaut an ihrer Oberfläche von einer etwa 100 Mikrometer dicken Schleimschicht geschützt wird, fehlt dieser Schleimschutz an der Innenseite von Zahnfleischtaschen. Für Mikroorganismen ist eine entzündete Schleimhaut kein großes Hindernis. Schnell gelangen sie durch den Mund in die Blutbahn. Bedenkt man, dass mit der Nahrungsaufnahme häufig Keime in den Mund gelangen, kann man Zähne und Zahnfleischtaschen durchaus als größte immunologischen Schwachstelle des menschlichen Körpers bezeichnen.

Eine interessante Wechselwirkung zwischen Zähnen und Körper findet auf der energetischen Ebene statt. Die Lehre der energetischen Organbeziehung nach Voll besagt, dass jeder Zahn und das ihn umgebende Gewebe mit bestimmten Orga-

* Kramer, Fritz: »Herde und Störfaktoren«, in: *Ganzheitliche Zahnheilkunde in der Praxis*, Teil 3, Kapitel 4.1, S. 1.

nen und Körperregionen in Beziehung steht.* Auch in der traditionellen chinesischen Medizin spielt die Verbindung zwischen Zähnen und bestimmten Organen bzw. Organfamilien eine wesentliche Rolle. Der Körper des Menschen ist von Meridianen (Kraftlinien) durchzogen. Ein Zahn, der auf einem bestimmten Meridian liegt, ist verbunden mit allen Organen dieses Meridians. So haben die Schneidezähne eine Verbindung zu Nieren und Blase, dem Sinnesorgan Ohr und dem Knochengewebe. Die Mahlzähne werden den Funktionskreisen Lunge und Dickdarm sowie Milz, Pankreas und Magen zugeordnet. Daher verschwinden Beschwerden an weit entlegenen Körperstellen, wenn ein kranker Zahn, der mit dieser Körperregion in Verbindung steht, behandelt wird.

So hat man die Möglichkeit, über den Mund heilend auf den ganzen Körper zu wirken – dies geschieht etwa bei der Mundakupunktur. Hier wird der Mund zum Ausgangspunkt für therapeutisches Eingreifen. Die Beziehung zwischen Zähnen auf der einen und Körperregionen und Organen auf der anderen Seite funktioniert natürlich in beide Richtungen. Daher sind Zähne und Zahnfleisch nicht nur Auslöser für Erkrankungen, die sich auf den ganzen Menschen auswirken, sie geben außerdem wichtige Hinweise auf Schwachstellen im Körper. Wie der Zahnarzt und Spezialist für Elektroakupunktur Reinhold Fritz ausführt, ruft ein krankes Organ am energetisch entsprechenden Zahngebiet eine Störung hervor.** So steht der Zustand des Mundes für den Zustand des ganzen Körpers.

* siehe Inge-Marie Hokan, Jürgen Hokan: »Der chronische Schmerzpatient aus der Sicht des Astrologen«, in: *Ganzheitliche Zahnheilkunde in der Praxis*, Teil 3, Kapitel 13.3, Seite 2.

** Reinhold Fritz in: *Ganzheitliche Zahnheilkunde in der Praxis*, Teil 4, Kapitel 2.10, S. 18.

Zahnprobleme und Zahnfleischentzündungen bringen aber nicht nur Ihr Kauorgan in Unordnung, sondern auch Ihre Seele. Ein gut erforschter Zusammenhang zwischen Seele und Mund zeigt sich in der Wirkung, die Alltagsprobleme auf das Kauorgan haben: Wenn bestimmte Wünsche und Bedürfnisse lange Zeit unterdrückt werden, verschwinden sie oft aus dem Alltagsbewusstsein des Menschen. Sie werden dann zwar nicht mehr wahrgenommen, hinterlassen jedoch ein Gefühl der Unzufriedenheit, der Ruhe- und Rastlosigkeit. Ein bevorzugter Ort, an dem sich psychovegetative Störungen nun zeigen, ist das Kauorgan. Hier wird geknirscht, die Zähne werden zusammengepresst, mit der Zunge wird gedrückt und gerieben. Die Folge sind lockere Zähne, Kaubeschwerden und Zungenbrennen.

Ein zweiter allgemein bekannter Zusammenhang zwischen Seele und Mund offenbart sich im Versuch, durch das Naschen von Süßigkeiten Ersatz für Liebe und Zuneigung zu finden. Manche ganzheitlich orientierten Zahnärzte nutzen Farbmeditationen, um bei ihren Patienten den Zusammenhängen zwischen Zahnschäden und seelischen Erkrankungen auf die Spur zu kommen.

Zum Aufbau des Mundes

Wenn Sie mögen, nehmen Sie sich, während Sie diesen Abschnitt lesen, einen Spiegel zur Hand und betrachten sich Ihre Lippen, Zähne, Zunge und Ihren Gaumen.

Lippen

Den äußeren Abschluss des Mundes bilden die Lippen. Ohne sie wären Sprechen, Küssen, Lachen nicht möglich. An der Bewegung der Lippen sind mehr als 30 verschiedene Gesichtsmuskeln beteiligt. Da sie von sehr vielen Nerven versorgt werden, sind sie äußerst sensibel. Unseren Lippen fehlen Talg- und Schweißdrüsen und so können sie sehr leicht austrocknen. Die rote Farbe erhalten sie von Blutgefäßen, die durch die dünne Haut hindurchscheinen. Die Lippen verraten viel über Seelenlage, Alter und Gesundheit eines Menschen. (Rote volle Lippen etwa sind ein Zeichen der Jugend. Blasse Lippen weisen auf schlechte Durchblutung hin.)

Zähne

Es sind die Zähne, die Ihr Lächeln erstrahlen lassen, mit denen Sie herzhaft in ein Stück Brot beißen, die Ihrer Stimme den unverwechselbaren Klang geben und die verhindern, dass Ihre Lippen und Wangen einfallen. Zuweilen machen uns unsere Zähne aber auch ganz schön Kummer: Wenn wir Schmerzen haben und kein Zahnarzt in der Nähe ist, aber auch wenn sich Angst in unser Denken einschleicht, weil der Termin beim Zahnarzt unmittelbar bevorsteht.

Ein Zahn besteht aus Zahnschmelz, Zahnbein, Zahnmark (Nerven und Gefäße) und Wurzelzement. Im Knochen gehalten wird er von Fasern. Zahnbein besteht zu 70 Prozent aus anorganischen Bestandteilen. Der Schmelz als härteste Substanz im Körper besteht sogar zu 96 Prozent aus anorganischer Substanz, dem Kalziumhydroxylphosphatapatit. Diese anorganische Substanz lässt sich leicht in Säure lösen. Damit sich unser Zahnschmelz nicht bereits auflöst, wenn wir einen Apfel kauen oder Limonade trinken, enthält unser Speichel Säurepuffer und Substanzen, die bereits angegriffenen Schmelz wieder reparieren. Speichel kann als die »flüssige Phase« des Zahnschmelzes bezeichnet werden.

Auch Zähne altern. Sie werden gelber, grauer und brauner. Ihre Elastizität verringert sich, sie werden spröde und bekommen Risse. Wenn wir älter werden, zieht sich das Zahnfleisch zurück und gibt das im Vergleich zum Schmelz viel weichere Zahnbein frei. Dieses kann durch Nahrung und falsche Putztechniken tiefe schmerzempfindliche Rillen bekommen. Frei liegendes Zahnbein wird viel leichter von Karies befallen als gesunder Schmelz. Doch wenn das bei der Zahnpflege berücksichtigt wird, können auch ältere Zähne lange problemlos im Mund ihre Kauarbeit verrichten. Fluorid härtet unsere Zähne und macht sie widerstandsfähig gegenüber den Säurereizen von Bakterien. Besonders viel Fluorid ist in Ceylontee und Seefisch (Sardinen, Sprotten, Krill) enthalten.

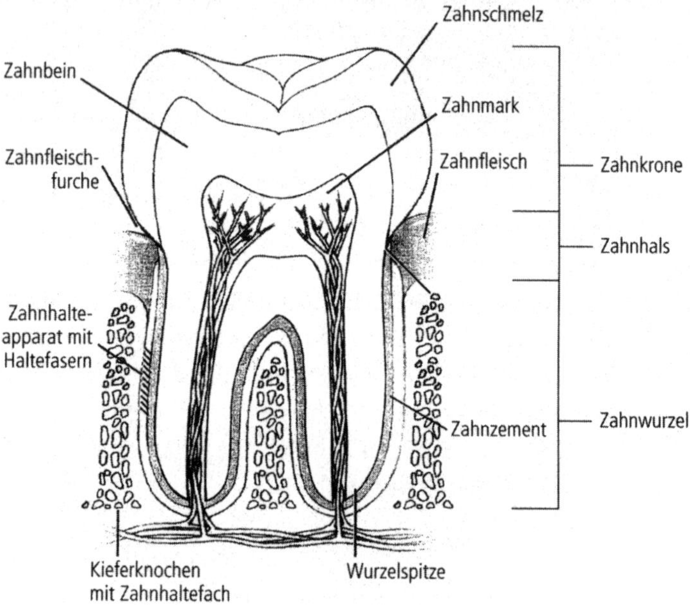

Abb. 1: Querschnitt durch einen Backenzahn

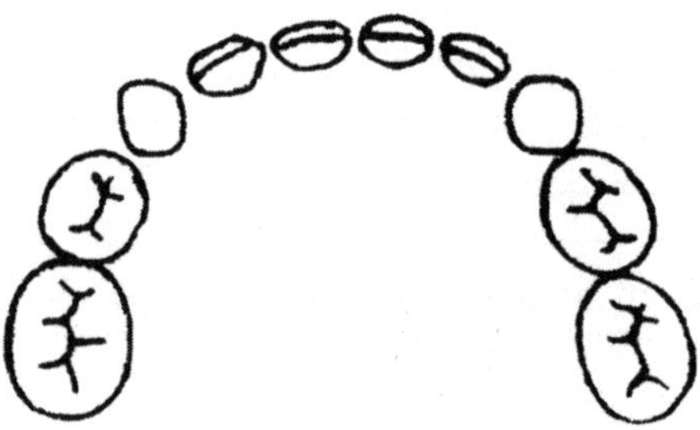

Abb. 2a: Obere Hälfte des Milchzahngebisses

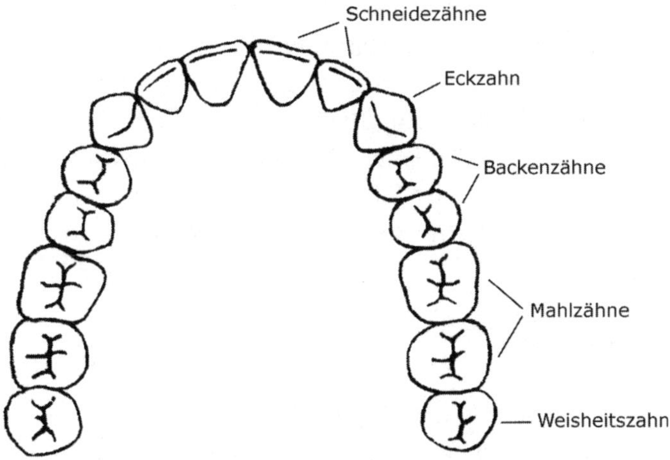

Abb. 2b: Obere Hälfte des bleibenden Gebisses

Zahnfleisch und Zahnhalteapparat

Das den Zahn direkt umgebende Gewebe unterscheidet sich von der normalen Schleimhaut des Mundes. Es ist fest mit seiner knöchernen Unterlage verwachsen und lässt sich im gesunden Zustand nicht hin- und herschieben. Zwischen Zahn und Kieferknochen liegt die schmale Zahnfleischfurche, eine »physiologische Wunde«, durch die leicht Mikroorganismen in den Körper eindringen können. Schwellung, Rötung oder bläulich-rote Verfärbung des Zahnfleisches sind immer ein Alarmsignal und sollten Sie zu einem Besuch beim Zahnarzt veranlassen.

Die Gründe für eine Entzündung der den Zahn unmittelbar umgebenden Schleimhaut (Gingivitis) und der tiefer gelegenen

Teile des Zahnhalteapparates (Parodontitis) sind vielfältig. Sie können sowohl auf Fehlbelastungen beruhen, als auch von einer Reihe von Erkrankungen (Magen-Darm-Störungen, Herz-Kreislauf-Erkrankungen, Diabetes), Arzneimitteleinnahme (Blutdruckmittel, Antibabypille) oder Stress herrühren. Der überwiegende Teil der Zahnfleischentzündungen lässt sich durch eine verbesserte Mundpflege zumindest lindern.

Kiefergelenk

Das Kiefergelenk besteht aus drei Teilen: dem Gelenkköpfchen, das mit dem Unterkiefer verwachsen ist; der Gelenkpfanne, die zum knöchernen Schädel gehört, und der Gelenkscheibe, die als diskusförmiges Knorpelstück zwischen Gelenkkopf und Gelenkpfanne liegt und wie ein Kissen das direkte Aufeinanderreiben der beiden verhindert. Umschlossen wird das Ganze von einem sackförmigen Schutz, der Gelenkkapsel. Das Kiefergelenk ist einmalig im gesamten Körper. Nicht nur, dass rechtes und linkes Kiefergelenk alle Bewegungen miteinander machen. Auch sein Aufbau unterscheidet sich von allen anderen Gelenken des menschlichen Körpers, denn eigentlich setzt es sich aus zwei Gelenken zusammen: einem Dreh- und einem Gleitgelenk. Drehen wie ein Scharnier kann sich das Kiefergelenk bei kleinen Öffnungen des Mundes (bis etwa 2 Zentimeter). Öffnet sich der Mund weiter, so gleitet der Unterkiefer nach vorn unten heraus – und aus der Scharnierbewegung wird eine Gleitbewegung. Wenn Sie Ihre Zeigefinger direkt vor den Ohren auf die Kiefergelenke drücken und dabei den Mund nun langsam öffnen und schließen, können Sie das sehr eindrucksvoll spüren.

Das Kiefergelenk liegt am knöchernen Schädel: Hier befinden sich viele Nervenstränge. In der Nähe der Kiefergelenke liegen Ohren, Augen und Gehirn und aufgrund dieses Netzwerks an Nervenverbindungen strahlen Beschwerden der Kiefergelenke oft in die unmittelbare Nachbarschaft aus. Das führt zu Kopfschmerzen, Kribbeln im Gesicht, Schwindelgefühlen, Übelkeit, Sehstörungen, Ohrengeräuschen, knackenden und mahlenden Geräuschen beim Gähnen und Essen. Schäden am Kiefergelenk selbst führen zu Schmerzen oder einem Taubheitsgefühl. Bei einem gesunden Kiefergelenk stehen die Gelenkköpfchen in der Ruhelage in einer Art Mittelstellung in der Gelenkpfanne. Zwischen Gelenkpfanne und Gelenkköpfchen liegt eine Knorpelscheibe (die Gelenkscheibe), die normalerweise verhindert, dass Knochen auf Knochen reibt. Wird das Kiefergelenk überlastet (etwa durch Knirschen aufgrund von Stress, Kauen mit Zahnlücken oder schlecht sitzendem Zahnersatz), kann das Gelenkköpfchen direkt auf die Gelenkpfanne drücken, und das führt zu Schmerzen, Geräuschen, Schwellungen und in der Folge zu Durchblutungsstörungen des Innenohrs.

Schleimhaut

Die Innenseite des Mundes ist mit einer warmen, weichen, gut durchbluteten, zarten Schleimhautschicht ausgekleidet, die viele spezialisierte Nervenzellen enthält. Unter der Zunge ist die Schleimhaut besonders dünn und von zahlreichen Blutgefäßen durchzogen. Viele Stoffe können von hier aus direkt in die Blutbahn gelangen. Wir nutzen dies, wenn wir Tabletten unter die Zunge legen oder ein homöopathisches Medikament oder Bach-Blüten einige Zeit im Mund belassen, bevor wir es bzw. sie schlucken.

Auch das Immunsystem ist in der Schleimhaut besonders aktiv. Die Mundschleimhaut enthält Abwehrzellen, die Fremdstoffe und Bakterien in sich aufnehmen und verdauen. Spezielle Immunglobuline neutralisieren die Gifte von Bakterien. Im Bereich des Rachens ist die Körperabwehr in ständiger Alarmbereitschaft, so dass von hier aus eine sehr schnelle Reaktion auf Krankheitskeime erfolgen kann. Wir bemerken einen solchen Abwehrkampf als Halsweh, Abgeschlagenheit – und manchmal auch als Fieber.

Unsere Schleimhäute sind von Natur aus mit Bakterien besiedelt. Man denke nur an den Darm, in dem sie eine lebenswichtige Rolle bei der Verdauung spielen. Die bakterielle Besiedelung der Mundschleimhaut hängt weit mehr von äußeren Einflüssen ab als die des Darms. Da durch Nahrungsaufnahme und Luftzufuhr ständig Kleinstorganismen aus der Umwelt aufgenommen werden, unterliegt sie immer Schwankungen. Auch die Menge und Spülwirkung des Speichels beeinflussen die Zusammensetzung und Dichte der Bakterien auf der Mundschleimhaut.

Zunge

Mit dem sensiblen Muskelpaket Zunge schmecken wir nicht nur süß, sauer, salzig und bitter, wir ertasten zudem alles, was in den Mund kommt. Beim Kauen schiebt die Zunge die Bissen zwischen die Zähne und hält sie (zusammen mit den Wangen) an Ort und Stelle. Verständliches Sprechen ist ohne Zunge nicht möglich.

Der Zungenoberfläche lässt sich, ähnlich wie dem äußeren Ohr, den Füßen und Händen oder der Iris eine Reihe von Körperorganen zuordnen. So steht die Zungenspitze in Beziehung zu Herz und Lunge, der mittlere Teil der Zunge korrespondiert mit dem Magen-Darm-Bereich, die seitlichen Bereiche werden Leber und Galle zugeordnet und der hintere Teil Niere und Blase (siehe Abbildung 3, S. 24).

Die traditionelle chinesische Medizin weiß, dass die Zunge noch mehr über den ganzen Körper preisgibt. Eine Fülle von Veränderungen der Zungenoberfläche wird mit Erkrankungen von Organen in Zusammenhang gebracht:

»Ein roter Zungenkörper weist auf Hitze bzw. Dominanz des Yang im Körper hin, während ein blasser Zungenkörper auf einen Blutmangel, Mangel an Qi oder Überwiegen des Yin hinweisen kann. Eine lividblaue Zunge, noch dazu mit gestauten Unterzungenvenen, weist eindeutig auf eine Blutstagnation im Körper hin. Der trockene und rissige Zungenkörper kann Ausdruck eines seit langem bestehenden Mangels an Yin oder Flüssigkeiten sein und ist nicht immer einer schnellen Therapie zugänglich. Zahneindrücke am Zungenrand sind Ausdruck eines Mikroödems der Zunge infolge eines Qi-Mangels, meist im Funktionskreis Milz/Pankreas oder einer Feuchtigkeitsbelastung. Der gelbe Zungenbelag ist Zeichen einer Hitzesymptomatik im Körper, während ein dicker weißer Zungenbelag auf Kälte hinweist. Der schleimige oder fadenziehende Zungenbelag ist Zeichen der Schleimhautsymptomatik, die im chinesischen Sinne auch eine Viskositätserhöhung der Körperflüssigkeiten und des Blutes meinen kann.«*

* Dr. med. Antonius und Naschmil Pollmann: »Akupunktur für Zahnmediziner«, in: *Ganzheitliche Zahnheilkunde in der Praxis*, Teil 4, Kapitel 9.3, S. 14

Die Oberfläche der Zunge ist mit vielen Spalten und Härchen bedeckt. Die Spalten können bis zu mehrere Millimeter tief sein. Hier sammeln sich Bakterien und abgestorbene Zellen an, die zwar selten zu Entzündungen führen, umso häufiger aber für unangenehmen Mundgeruch sorgen. Daher sollte der Zungenrücken zusammen mit den Zähnen gereinigt werden. Am besten eignet sich dafür eine weiche Zahnbürste oder eine Zungenbürste (in der Apotheke erhältlich).

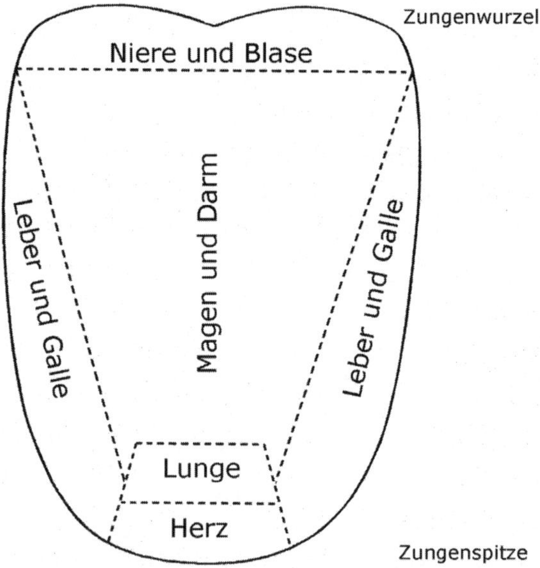

Abb. 3: Zuordnung der Organe zu den verschiedenen Bereichen der Zunge

Speichel

Jeder Mensch produziert pro Tag ein bis zwei Liter Speichel. Der Speichel besteht zu 99 Prozent aus Wasser und zu 1 Prozent aus Mineralien und Eiweißen. Er hat einen pH-Wert von 7 und enthält viele Bestandteile des Blutplasmas (zum Beispiel Elektrolyte, Antikörper, Immunglobuline und Enzyme), die Fremdstoffe unschädlich machen. Die im Blut vorhandenen Vitamine, Hormone und Arzneimittel lassen sich im Speichel ebenfalls nachweisen. So bewahrt er nicht nur die Mundschleimhaut vor dem Austrocknen, sondern beschleunigt außerdem die Wundheilung und schützt vor Infektionen – er unterstützt die Körperabwehr bereits im Mund. Die im Speichel enthaltenen Mineralien reparieren die von aggressiven sauren Lebensmitteln angelösten Flächen der Zähne. Natürlich spielt er auch eine wichtige Rolle bei der Zerkleinerung von Nahrung und ihrer Vorbereitung auf die Verdauung, und er erleichtert das Schlucken. Beim gesunden jungen Menschen produzieren die Speicheldrüsen täglich 1 bis 2 Liter Speichel. Die Menge an Speichel hängt in hohem Maße von der Flüssigkeitszufuhr ab. Wer wenig trinkt, hat auch weniger Speichel. Daher haben besonders ältere Menschen weniger Speichel, weil sie weniger Durst haben.

Wie Karies (Zahnfäule) entsteht

Zweierlei kann in unserem Mund Beschwerden verursachen: die Zerstörung von Zähnen und der Abbau von Zahnfleisch. Sie kennen diese beiden Angriffe auf die Gesundheit des Mundes unter der Bezeichnung »Karies« und »Parodontitis« bzw. »Parodontose«.

Karies besteht in der Auflösung der Zähne durch Säuren, die von Mikroorganismen aus dem Zucker der Nahrung gebildet werden. Sie ist im Wesentlichen die Folge mangelnder Zahnpflege und falscher Lebensführung. Wer seine Zähne nicht gründlich reinigt, bei dem entsteht ein Zahnbelag, der den Schmelz zerstört. Ein Zahn ist kariös, wenn ein Loch entsteht. Karies lässt sich nicht mehr heilen. Ein Loch im Zahn lässt sich nur noch füllen.

Im Mund gibt es eine Reihe von Mikroorganismen, die sich von Nahrungsbestandteilen, abgestorbenen Zellen und im Speichel gelösten Substanzen ernähren. Einige sind in der Lage Säuren zu produzieren. Der größte Säureproduzent ist das Bakterium *Streptococcus mutans*. Die von diesem Bakterium produzierte Säure löst die Zahnsubstanz auf und frisst auf diese Art Löcher in die Zähne. Wenn die bakteriellen Beläge immer wieder von den Zähnen entfernt werden, kann der Speichel die angelösten Zonen wieder ausbessern. Bleiben die Bakterien jedoch auf dem Zahn, erfolgt keine Remineralisierung.

Ein Zahn wird umso wahrscheinlicher krank, je dicker die bakteriellen Beläge sind, je länger sie am Zahn haften und je mehr sie mit zuckerhaltigen Nahrungsmitteln »gefüttert« werden. Und ein Zahn bleibt umso länger gesund, je weniger Bakterien sich auf seiner Oberfläche befinden und je weniger

Zucker diesen Bakterien zur Verfügung steht. Aber auch die Festigkeit des Schmelzes spielt bei der Entstehung von Karies eine Rolle. Fluor härtet die Zahnoberfläche, weil es die Löslichkeit von Zahnschmelz in Säuren herabsetzt und so der Entstehung von Löchern entgegenwirkt.

Eine wichtige Rolle bei der Entwicklung von Karies spielen zudem die Menge an Speichel und sein pH-Wert. Auch vorhandene Füllungen, Nischen, Zahnfleischtaschen und Zahnfehlstellungen können neue kariöse Defekte fördern. Da sich nie alle Bakterien aus dem Mund entfernen lassen, spielt es für die Gefährdung Ihrer Zähne eine große Rolle, wie viel Zucker Sie zu sich nehmen. Wie viel an verstecktem Zucker in den einzelnen Nahrungsmitteln enthalten ist, wird häufig unterschätzt. So sind etwa in einer 500-Gramm-Flasche Ketschup 23 Stückchen Würfelzucker enthalten.

Zahnschädlich sind Lebensmittel, die

• *Säuren enthalten.*

Säuren lösen den Zahnschmelz an und sind enthalten in Limonaden, Fruchtsäften, Obst und Früchten.

• *Zucker enthalten.*

In Bakterienbelägen werden aus Zucker Säuren.

• *Stärke enthalten.*

Aus einem Teil der Stärke entsteht im Mund Zucker, der dann wiederum in Säure umgewandelt wird. (Gegarte Stärke ist gefährlicher als rohe. Daher ist beim Verzehr von Kuchen das Kariesrisiko größer als bei der gleichen Menge Schokolade.)

Zahnunschädliche Lebensmittel sind:

- reines Wasser
- Fisch und Fleisch
- Salat
- Vollkorn

Vorsicht! Karies ist eine Infektionskrankheit. Karies auslösende Keime werden von außen in den Mund gebracht. Wenn eine Mutter von dem Löffelchen ihres Kleinkindes kostet, überträgt sie dem Kind jede Menge Kariesbakterien. Gleiches geschieht, wenn der Schnuller nach dem Hinunterfallen zum Säubern kurz in den eigenen Mund genommen wird. Ihn mit Wasser abzuspülen wäre hier besser.

Tipps

So halten Sie Ihre Zähne gesund!

- Naschen Sie keine Süßigkeiten zwischendurch.
- Schließen Sie Ihr Mahl mit einem Nahrungsmittel ab, das keine klebrigen Anteile enthält und die Zähne reinigt.
- Putzen Sie möglichst sofort nach dem Essen die Zähne. (*Ausnahme:* Wenn Sie Saures und Früchte gegessen haben, warten Sie bitte mindestens eine halbe Stunde!)

»Harmlosere« Zucker verwenden

Am gefährlichsten für Ihre Zähne ist Rohrzucker (Saccharose). Senken Sie den Rohrzuckeranteil in Ihrer Nahrung. Steigen Sie um auf andere Zucker. Fruchtzukker, Traubenzucker und Milchzucker führen war auch zu Karies, sind aber nicht so zahnschädigend wie Rohrzucker. Putzen Sie Ihre Zähne auf jeden Fall sofort, wenn Sie Süßes gegessen haben! Vielleicht können Sie Ihren Heißhunger auf Süßes ja auch durch köstliches frisches oder getrocknetes Obst stillen.

Sich an das »Zahnmännchen« halten

Wenn Sie gern Süßes genießen. Ihren Zähnen aber nicht schaden wollen, naschen Sie Süßigkeiten, die mit dem Zahnmännchen gekennzeichnet sind. Das Zahnmännchen mit Schirm wird nur an Produkte vergeben, die den Zähnen kaum oder gar nicht schaden.

Wie es zu Zahnbetterkrankungen kommt

Die Verankerung der Zähne im lebenden Knochen ist ein zauberhafter Trick der Natur. So wie eine Hängebrücke an Stahlseilen hängt, sind die Zähne an Fasern im Zahnfach befestigt (siehe Abbildung 1, Seite 18). Leider ist dieser Bereich aus Zahnfleisch, Knochen und Fasern sehr empfindlich. Bakterielle Entzündungen, Knirschen und Pressen, zu hohe Füllungen und Kronen, schlecht sitzender Zahnersatz, Verletzungen, Speisereste, abstehende Füllungen und Kronenränder und drückende Prothesenränder schaden dem Zahnbett, führen zu Entzündungen, lassen Zahnfleisch und Knochen schwinden und können im Zahnverlust enden. Aber auch Allgemeinerkrankungen wie Diabetes, Medikamente (etwa Mittel gegen hohen Blutdruck) oder Schwangerschaften erhöhen die Entzündungsneigung des Zahnfleischs.

Zahnfleischentzündungen äußern sich durch Rötung, Schwellung und Blutung bei Berührung. Wenn eine Zahnfleischentzündung über längere Zeit besteht, führt sie zu Zahnfleischrückgang. Es gibt auch einen entzündungsfreien Zahnfleischrückgang, der allgemein unter der Bezeichnung »Parodontose« bekannt ist. Parodontose hat ähnliche Ursachen wie eine Zahnfleischentzündung: Knirschen und Pressen, fehlende Zähne, die lange Zeit nicht ersetzt werden, lassen das Zahnfleisch schrumpfen und die Zähne werden länger.

Mit der Gesundheit des Zahnbetts steht es bei den deutschen Erwachsenen nicht zum Besten. Etwa 90 Prozent der Bundesbürger leiden unter Erkrankungen des Zahnfleischs und des Zahnhalteapparats. Als Hauptursache für Zahnbetterkrankungen gilt mangelnde Mundpflege. Bakterien sind der größte Feind eines gesunden Mundes. Während die Stoffwechselprodukte der Plaquebakterien Löcher in die Zähne »fressen«, führen sie am Zahnfleisch zu Entzündungen. Je zuckerreicher die Ernährung ist und je weniger geputzt wird, desto schneller und schwerer erkrankt das Zahnfleisch. Ist eine Entzündung bereits vorhanden, so genügt in der Regel der

Verzicht auf Zucker nicht mehr, um sie wieder ausheilen zu lassen. Das heißt, je tiefer die Entzündung fortschreitet, desto weniger unterliegt sie dem Einfluss der Ernährung. Hier ist sowohl intensive Mundpflege vonnöten als auch die Hilfe Ihres Zahnarztes.

Tipps

So halten Sie Ihr Zahnfleisch fit!

Der Zahnhalteapparat braucht ein regelmäßiges Training. Die Gewebe zum Halt der Zähne im Knochen bleiben nur unter Belastung fit. Gut tun Ihrem Zahnfleisch frisches oder nur leicht gegartes Gemüse, das wenig Säuren enthält und beim Essen Zähne und Zahnfleisch reinigt. Nüsse sind eine Wohltat für Ihren Zahnhalteapparat.

Das Zahnfleisch reinigen

Putzen Sie Ihre Zähne ordentlich. Benutzen Sie für die Zahnzwischenräume Zahnseide oder Interdentalbürstchen. Verwenden Sie Spülungen mit einem reinigenden Effekt. Beherzigen Sie die Tipps im Kapitel »Die richtige Mundpflege« (Seite 38).

Das Zahnfleisch regelmäßig untersuchen lassen

Nur Ihr Zahnarzt kann mit Sicherheil sagen, ob Ihr Zahnfleisch gesund ist. Selbst wenn Sie gesundes Zahnfleisch haben, das bei Berührung nicht blutet, sollten Sie es alle sechs Monate von einem Zahnarzt untersuchen lassen. Bei bereits bestehenden Problemen ist ein dreimonatiger Kontrollrhythmus äußerst wichtig.

Herde im Mundbereich

Chronische, stumme Entzündungen nennt man »Herde«. Ihre wichtigsten Kennzeichen sind die Fernwirkungen, die sie haben und mit denen der Organismus nur selten aus eigener Kraft fertig wird. Über solche Fernwirkung stören sie wichtige Stoffwechselvorgänge im ganzen Körper. Chronische bakterielle Entzündungen verseuchen das Blut mit Abfallprodukten und den Giften aus dem Stoffwechsel der Bakterien. Sie schleusen Krankheitserreger in bisher gesunde Organe ein. Herde finden sich bevorzugt im Bereich der Rachenmandeln, im Magen-Darm-Trakt, im Urogenitalbereich und im Mund. Zähne stehen als Ursache für Störfelder an erster Stelle, weil der Übergang zwischen Schleimhaut und Zahn ein besonders sensibler Bereich ist und weil an den Zähnen bei den meisten Menschen eine Großzahl von verschiedenen Werkstoffen vorhanden ist. So findet man Herde im Mund immer an bestimmten Stellen: an Zähnen mit offenen Nerven, an toten Zähnen ohne Wurzelfüllung, Zähnen mit mangelhafter Wurzelfüllung, Zahnresten im Kieferknochen, bei Fremdkörpern im Kiefer, rund um lockere Zähne, an verlagerten Weisheitszähnen, in Zahnfleischtaschen, bei Zahnfleischentzündungen und oft in unmittelbarer Nachbarschaft von unedlen Metallen, die in und an den Zähnen verarbeitet wurden.

Wird ein Herd gereizt, so erhöht sich sein Störpotenzial. Dabei ist es unerheblich, ob der Reiz eine Erschütterung ist oder ein Temperaturreiz, Druck oder eine sich zersetzende Füllung. Besonders im Kopfbereich mit den beim Kauen auftretenden starken Druckkräften werden Herde regelmäßig gereizt. Mit anderen Worten: Ist im Mund ein Herd vorhanden, so werden durch das Kauen immer wieder aufs Neue Gifte freigesetzt. Bei der Kontrolle Ihrer Zähne wird der Zahnarzt auf eventuell vorhandene Störfelder achten. Er sagt Ihnen, ob tatsächlich ein Herd vorliegt und wie er beseitigt werden kann.

Bewusste und gesunde Ernährung

Erkrankungen der Zähne und des Mundes sind die teuersten ernährungsbedingten Krankheiten. Andere sind Übergewicht, Magen-Darm-Probleme, hoher Blutdruck, Gallensteine und Diabetes mellitus. Aber auch Leberzirrhose und viele Krebsformen werden mit einer falschen Ernährung in Zusammenhang gebracht.

Da Kohlenhydrate für die Entstehung der Zahnkaries verantwortlich sind, spielen sie bei einer bewussten Ernährung eine ganz besondere Rolle. Eine zuckerarme und ballaststoffreiche Ernährung, so wie sie Zahnärzte fordern, ist auch für eine gesunde Verdauung von Vorteil. Zwischen zahnschädlichen und zahnunschädlichen Nahrungsmitteln (siehe Seite 27/28) gibt es fließende Übergänge, denn letztendlich können alle Nahrungsmittel Schäden an Zähnen verursachen. Allerdings unterscheiden sich Nahrungsmittel was ihre Wirkung auf unsere Zähne anbelangt: *Je mehr Zucker ein Nahrungsmittel enthält und je klebriger es ist, desto schädlicher ist es für die Zähne.*

Tipps

Traumhafte Schlemmereien für gesunde Zähne kochen

Eine gesunde Ernährung steht in Einklang mit den Bedürfnissen des ganzen Menschen. Es gibt eine Vielzahl leckerer Speisen, die Ihre Zähne schonen und dennoch keinen Verlust an Lebensqualität zur Folge haben:

- Essen Sie, was Ihr Herz begehrt, aber halten Sie sich mit Zucker zurück. Putzen Sie sich nach dem Genuss von Süßem *sofort* die Zähne!
- Stellen Sie Fisch und Meeresprodukte ganz oben auf Ihren Speiseplan. Seefisch enthält Fluor und härtet die Zähne bereits beim Kauen. Genießen Sie Ihr Brot zahngesünder mit einer herzhaften Fischpastete.
- Zähne reinigen sich beim Kauen selbst. Dieser

Selbstreinigungseffekt ist umso größer, je fester die Nahrung ist. Durch höheren Druck und häufigere Kaubewegungen werden die Kauflächen der Zähne ausgiebig gereinigt. Nahrungsmittel mit zahnreinigendem Effekt sind: frische Äpfel, rohes Gemüse, Blattsalat. Und: Ballaststoffreiche Kost reinigt nicht nur die Zähne, sondern auch die Mandeln. Essen Sie daher zum Abschluss Ihrer Mahlzeit Nahrungsmittel, die Zähne und Zahnfleisch reinigen. *Ausgiebigstes Kauen ersetzt jedoch die Zahnbürste nicht!*

- Benutzen Sie bei Salaten Dressings mit Sonnenblumenöl. Nehmen Sie wenig Essig, er greift die Zähne an. Yoghurtdressings enthalten relativ viel Zucker. Öl dagegen schützt die Zähne und ist gut für das Zahnfleisch.
- Schließen Sie Ihren Magen mit Käse. Beim Käse ist der in der Milch enthaltene Zucker bereits vergoren.
- Kombinieren Sie Kohlenhydrate immer mit einer Spur Öl oder Fett. Das schützt den Zahn ein wenig vor dem Zucker. Fette verringern außerdem die Klebrigkeit von Süßem.
- Wenn Sie gern Gebäck essen, versuchen Sie einmal Diabetikergebäck. Trinken Sie schwarzen oder grünen Tee dazu. Tee enthält Fluor und verringert den möglichen Schaden durch das Gebäck Schluck für Schluck.

Auf »versteckte Zucker« achten

Mit Zucker lassen sich Nahrungsmittel konservieren. Da Zucker aber nicht als Konservierungsmittel angezeigt werden muss, enthalten Lebensmittel, auf deren Packung »Ohne Konservierungsmittel« zu lesen ist, oft eine große Menge Zucker. Auch Babynahrung kann einen sehr hohen Zuckeranteil enthalten!

Vorsicht! Zuckerfrei bedeutet nicht immer frei von Zucker. Nach dem deutschen Lebensmittelrecht wird unter dem Begriff »Zucker« nur Rohrzucker (Saccharose) verstanden. Die Bezeichnung »Zuckerfrei« auf der Verpackung eines Lebensmittels bezieht sich daher in manchen Fällen nur auf den Gehalt an Rohrzucker. Der normale Haushaltszucker ist ein so genannter »Dimerzucker«, das heißt, er besteht aus zwei Einfachzuckern (di ist Griechisch und bedeutet »zwei«). Darüber hinaus können Lebensmittel jedoch jede Menge ebenfalls zahnschädlicher Einfachzucker enthalten, ohne dass dies auf der Packung vermerkt ist.

Die Dauer des Säureangriffs verkürzen

- Legen Sie mehr Wert auf die Hauptmahlzeiten und meiden Sie Snacks für den kleinen Hunger zwischendurch (zum Beispiel Schokoriegel, Chips, Cracker). Viele kleine Zwischenmahlzeiten verlängern den Säureangriff auf Ihre Zähne.
- Ob ein Nahrungsmittel Ihre Zähne schädigt, hängt entscheidend davon ab, wie lange es im Mund ver-

weilt. Die Zucker in klebrigen Nahrungsmitteln (etwa in türkischem Honig, Karamellbonbons oder Nuss-Nougat-Cremes) lassen sich vom Speichel weniger leicht wegspülen als die Zucker aus einer Limonade. Fette dagegen verringern, wie bereits erwähnt, die Klebrigkeit von Süßem an den Zähnen. Ein Marmeladenbrot mit Butter schadet den Zähnen weniger als Marmelade pur.

Beim Verzehr von Früchten Maß halten

Zwar sind naturbelassene Nahrungsmittel und Obst urgesund, manchmal enthalten sie aber gerade Fruchtsäuren, die den Zahnschmelz anlösen. Übertreiben Sie nicht, wenn Sie gern Obst essen. Die in Früchten vorhandenen Säuren können Ihren Zähnen schaden, wenn sie zu lange einwirken. *Warten Sie nach einer Obstmahlzeit mindestens eine halbe Stunde, bevor Sie sich die Zähne putzen!*

Zucker- und säurehaltige Getränke meiden

Vorsicht ist geboten bei Getränken, die neben Zuckern auch Säuren enthalten (phosphorsäurehaltige Limonaden, fruchtsäurehaltige Säfte). *Am zahnfreundlichsten ist reines Wasser!*

Die richtige Mundpflege

Es gibt Menschen, die ihre Zähne gar nicht pflegen; andere »quälen« ihre Zähne und ihr Zahnfleisch mit der Zahnbürste. Richtige Zahnpflege reinigt sanft von innen. Niemand kann zärtlicher zu Ihrem Mund sein als Sie selbst. Streicheln Sie mit der Zahnbürste Ihre Zähne blitzblank. Massieren und reinigen Sie Ihr Zahnfleisch und Ihre Zunge. Verwöhnen Sie mit der Pflege Ihres Mundes auch Ihre Seele. Und: *Putzen Sie stets von Rot nach Weiß, also vom Zahnfleisch zum Zahn hin!*

Für die richtige Mundhygiene gibt es ein großes Angebot an Zahnbürsten, Zahnschwämmen, Zahnstochern, Zahnhölzern, Zahnseiden, Zahnpasten und Spülmitteln. Mit Zahnbürsten gleiten Sie über die Zahnoberfläche und fegen Schmutz und Bakterienbeläge fort. Harte Bürsten reinigen besser als weiche. Allerdings verletzen Sie mit harten Bürsten leichter Ihr Zahnfleisch. Bei Zahnfleischbluten sollten Sie nur weiche Bürsten benutzen. Für empfindliche Zähne eignen sich auch Zahnschwämmchen. Doch Bürsten und Schwämmchen erreichen nur etwa 60 Prozent der Zahnoberfläche des gesunden Zahns. Bei Zähnen mit Zahnfleischtaschen lassen sich mit Bürsten oft sogar nur 30 bis 40 Prozent der freien Oberfläche säubern.

Hier kommt nun die Zahnseide zum Einsatz; sie reinigt auch zwischen den Zähnen. Spannen Sie die Zahnseide zwischen Daumen und Zeigefinger der rechten und der linken Hand und ziehen Sie sie *vorsichtig* mit sägenden Bewegungen zwischen die Zähne. Setzen Sie diese Bewegungen fort und gehen Sie außerdem *behutsam* auf und ab, so können Sie den Zahnzwischenraum gründlich reinigen. Nehmen Sie sich die

Seiten der beiden benachbarten Zähne nacheinander vor. Erst wenn die Seide quietscht, ist der Zahn richtig sauber.

Zahnhölzer und Zahnstocher eignen sich hervorragend, um eingeklemmte Speisereste zu entfernen. Man erreicht jedoch nicht alle Stellen des Zahnzwischenraums so gut wie mit Zahnseide. Interdentalbürstchen sehen aus wie kleine Flaschenreiniger an einem Zahnbürstengriff. Sie sind vorzügliche Reinigungsinstrumente, wenn der Zahnzwischenraum groß ist (etwa bei älteren Menschen).

Nicht jede Zahnpasta ist für jeden Menschen gleich gut geeignet: Raucher können eine Zahncreme mit grobem Korn benutzen. Für schmerzende Zahnhälse und empfindliche Zähne gibt es spezielle Cremes. Zahnfleischentzündungen erfordern außerdem Zahncremes mit einer speziellen Wirkstoffzusammensetzung. Für Kinder, die ohnehin regelmäßig Fluortabletten einnehmen, gibt es Zahncremes ohne Fluorzusatz.

Tipps

Zähneputzen macht Spaß!

- Benutzen Sie nicht immer die gleiche Zahncreme. Wechseln sie zwischen verschiedenen Geschmacksrichtungen.
- Machen Sie sich die Zahnpflege leicht: Putzen Sie Ihre Zähne bei wundervoller Musik. Was glauben Sie, wie schnell da 3 bis 5 Minuten vergehen. Oder reinigen Sie Ihre Zähne, während Sie entspannt in der Badewanne liegen.
- Vergessen Sie nicht, Ihren Zungenrücken zu reini-

gen. Streicheln Sie die Oberfläche Ihrer Zunge von hinten nach vorn. Benutzen Sie entweder Ihre Zahnbürste oder eine spezielle Zungenbürste (in der Apotheke erhältlich).

Die Zahnbürste regelmäßig auswechseln

Nehmen Sie regelmäßig alle 3 bis 4 Wochen eine neue Bürste. Die alte ist dann bereits voller Bakterien. Fragen Sie Ihren Zahnarzt nach dem für Sie geeigneten Bürstenmodell. Probieren Sie ruhig auch einmal eine elektrische Zahnbürste aus. (Die besten Reinigungsresultate erbringen die neuen Modelle, die auf der Basis von Schall arbeiten. Die Bürstenköpfe schwingen so schnell hin und her, dass sie ihre Bewegung hören. Ihre Reinigungskraft ist sehr hoch, weil sie den Speichel in Schwingung versetzen und dadurch auch dort bakterielle Beläge vom Zahn lösen, wo die Borsten gar nicht hinkommen. Leider empfinden manche Menschen das Geräusch als unangenehm.)

Den Mund richtig reinigen

Mit den folgenden Techniken erhalten Sie sich Ihren Mund optimal sauber und beseitigen außerdem Mundgeruch:

1. Den Mund mit klarem Wasser spülen und so alle losen Speisereste entfernen.
2. Die Zähne mit der Bürste putzen. Fangen Sie auf ei-

ner Seite an und putzen Sie alle Flächen einzeln: Beginnen Sie zum Beispiel oben links beim letzten Zahn mit den Außenflächen. Nehmen Sie sich nun die Außenflächen Zahn für Zahn vor, bis Sie oben rechts beim hintersten Zahn angelangt sind. Putzen Sie jeweils nur von Zahnfleisch zum Zahn (*von Rot nach Weiß!*). Wenn Ihr Zahnfleisch stark blutet, nehmen Sie besser ein Zahnschwämmchen. Nun gehen Sie zu den Innenflächen über und putzen auch hier Zahn für Zahn von Rot nach Weiß. Wenn Sie wieder links oben angelangt sind, bürsten Sie einige Male über Ihre Kauflächen. Wiederholen Sie dies nun im Unterkiefer. Es dauert nur 3 bis 5 Minuten. Massieren Sie beim Putzen behutsam Ihr Zahnfleisch. (Wechseln Sie Ihre Zahnbürste alle 3 bis 4 Wochen aus.)

3. Säubern Sie die Zahnzwischenräume mit Zahnseide, Zahnstocher, Zahnstäbchen oder Interdentalbürstchen.

4. Spülen Sie mit einem Mittel, das bakterielle Beläge auflöst. Leider können Sie selbst mit der optimalen Reinigung nicht alle Beläge von den Zähnen lösen. In Taschen, unter abstehenden Füllungs- und Kronenrändern sind immer Schmutznischen vorhanden. Das abschließende Spülen soll viele der verbliebenen Bakteriennester entfernen und Ihnen einen guten Atem und ein Gefühl der Sauberkeit geben.

Das Ganze dauert etwa 5 bis 10 Minuten. Da in jedem Mund andere Verhältnisse herrschen, sollten Sie mit Ihrem Zahnarzt besprechen, welches Mundpflegeprogramm Ihren Bedürfnissen entspricht.

Diese Reinigungstipps gelten auch für Implantatträger! Falls Sie Prothesenträger sind, sollten Sie die Prothese vor der Zahnpflege aus dem Mund entfernen und sie mit einer Zahn- oder Handbürste und Kernseife gründlich reinigen. Benutzen Sie *auf keinen Fall* Zahncreme. Das würde Ihr »gutes Stück« verkratzen. Anschließend können Sie Ihre saubere Prothese für die Zeit Ihrer Mundpflege in ein Glas mit Wasser oder in eine Mundspüllösung legen.

Den Schmutzfilm auf Ihren Zähnen sichtbar machen

Durch bestimmte Farbstoffe kann man den auf der Zahnoberfläche haftenden Schmutzfilm sichtbar machen. Der Zahnarzt macht das mit einer speziellen Farbflüssigkeit, die Bakterienbeläge rot oder violett aufleuchten lässt. Färbetabletten für zu Hause gibt es in der Apotheke.

Die Kinder frühzeitig zum Zähneputzen motivieren

Mit dem Zähneputzen sollte frühzeitig begonnen werden, am besten, sobald sich beim Kleinkind das erste Zähnchen durch das Zahnfleisch schiebt. Machen Sie aus der Zahnpflege Ihrer Kinder ein schönes Spiel und einen Moment der Freude. Putzen Sie die kleinen Zähnchen zunächst selbst – ganz behutsam! Später lassen Sie das Kind putzen, kontrollieren den Erfolg und reinigen bei Bedarf nach. Es gibt Lern-Zahnbürsten, die speziell für die Zahnpflege bei Kleinkindern entwickelt wurden. Diese meist farblich peppigen Zahnbürsten mit runden ergonomischen Griffen und kleinen abgerundeten Bürstenköpfen erhalten Sie in Apotheken.

So macht Kindern Zähneputzen Spaß

- Verwenden Sie eine wohlschmeckende (keine scharfe!) Zahncreme. Achten Sie darauf, dass Ihr Kind nach dem Zähneputzen den Mund ausspült und die Zahncreme nicht schluckt. Bei Kleinkindern empfiehlt sich eine geschmacksfreie Zahnpasta.
- Kinder lieben es, Erwachsene nachzuahmen. Zeigen Sie, dass Sie gern Ihre Zähne putzen.
- Machen Sie das Zähneputzen zu einem Teil des morgendlichen und abendlichen Rituals.

Teil II

Ganzheitliche Heilmethoden

bei Zahn-, Mund- und Kieferbeschwerden

Manchmal nun tauchen Beschwerden auf in Ihrem Mund. Sei es, dass ein Zahn Probleme bereitet, das Zahnfleisch nicht in Ordnung ist, die Kiefergelenke schmerzen oder die Speicheldrüsen nicht richtig arbeiten. Jede Erkrankung des Mundes ist ein ganzheitliches Geschehen, denn der ganze Mensch leidet darunter. Daher sollten auch die infrage kommenden Heilmethoden ganzheitlicher Natur sein. Auf den folgenden Seiten stelle ich Ihnen die wichtigsten ganzheitlichen Heilmethoden vor, die bei der Gesunderhaltung des Mundes eine Rolle spielen. Wollen Sie sich über eine dieser Methoden genauer informieren, so finden Sie Literatur am Ende dieses Buches unter »Büchertipps« (Seite 269). Jede Heilmethode gründet auf einem oder mehreren therapeutischen Konzepten (auch »Heilprinzipien« genannt).

Folgende Konzepte spielen bei der Heilung von Erkrankungen im Mund eine Rolle:

1. Das *allopathische Therapiekonzept* geht auf den griechisch-römischen Arzt Galenus (129-199 n. Chr.) zurück. Die Richtschnur des allopathischen Heilprinzips ist die Heilung mit dem Gegenteil dessen, was die Erkrankung (bzw. deren Erscheinungsform) verursacht. Beispiele für

den allopathischen Behandlungsgrundsatz sind Antibiotika, Virostatika und Mittel zur Schmerzunterdrückung.

2. *Ausleitungsprinzipien* wollen mit der ausgeleiteten Substanz die Krankheit oder deren Ursache aus dem Körper entfernen. Beispiele für Ausleitungstherapien sind Schröpfen mit Blutegeln und verschiedene Formen des Fastens.
3. Das *energetische Therapiekonzept* betrachtet den energetischen Zustand des Menschen als Grundlage für sein Befinden. Beispiele für energetische Therapien sind Akupunktur, Elektroakupunktur nach Voll und die Neuraltherapie nach Hunecke.
4. Das *homöopathische Therapiekonzept* geht den genau umgekehrten Weg wie das allopathische: Getreu der Annahme von Hippokrates (um 460 – um 370 v. Chr.) und Paracelsus (1493-1541), dass Ähnliches das Ähnliche heilt, werden Krankheiten mit starken Verdünnungen der Mittel behandelt, die beim gesunden Menschen eben solche Krankheitssymptome hervorrufen.
5. Das *isopathische Therapiekonzept* geht davon aus, dass eine Krankheit auch von den Giften und Erregern, die sie hervorrufen, geheilt werden kann. Zum Einsatz kommen oft Stoffe, die erst vom Körper beim Kontakt mit dem Krankheitserreger gebildet werden. Beispiele für isopathische Therapien sind Impfungen oder Behandlungen mit Antikörpern.
6. Das *psychische Therapiekonzept* führt Erkrankungen auf das Seelenleben des Patienten zurück und sucht hier nach Wegen zur Heilung (zum Beispiel die Psychotherapie).

Aus diesen Heilprinzipien lassen sich unterschiedliche Heilverfahren ableiten, die entweder direkt auf das entsprechende

Heilprinzip zurückgreifen, wie etwa die Homöopathie und Allopathie, oder eines (oder mehrere) der beschriebenen Heilprinzipien abwandeln, wie zum Beispiel die Bach-Blüten-Therapie, die Therapie mit Schüßlersalzen oder die Magnetfeldtherapie.

Die beschriebenen Therapieansätze eignen sich sowohl als begleitende Therapie einer zahnärztlichen Behandlung als auch für den Fall, dass Sie den Besuch beim Zahnarzt noch etwas hinausschieben müssen (weil Sie vielleicht auf einer Urlaubsreise sind). Einige beugen erwarteten oder befürchteten Problemen vor. *Wenn Sie Schmerzen im Mund haben, wenden Sie sich in jedem Fall an einen Zahnarzt Ihres Vertrauens, bevor Sie sich selbst therapieren!*

Akupunktur und Akupressur

Die Stimulierung von Energiepunkten ist eine der ältesten Heilmethoden. Seit vielen Tausend Jahren ist bekannt, dass sich Beschwerden in entlegenen Körperregionen lindern lassen, wenn bestimmte Punkte auf der Haut gereizt werden. Heiler aus dem alten China kamen bereits 4000 Jahre vor Christus auf die Idee, diese genau zu bestimmen. Dabei stellte man fest, dass die Körperakupunkturpunkte auf bestimmten Linien, den Meridianen, liegen. Auch im alten Ägypten wusste man von der Existenz von Körperpunkten, deren Stimulierung Schmerzen nahm und die Heilung förderte. Dass bereits im spätsteinzeitlichen Europa die Existenz besonderer Körperpunkte bekannt war, zeigen Tätowierungen, die am Körper des »Mannes aus dem Eis« aus den Ötztaler Alpen gefunden wurden.

Nach der Auffassung der traditionellen chinesischen Medizin sind Meridiane Bahnen für Lebensenergie. Akupunktur lenkt diese Energie in neue Bahnen. Sie zapft überschießende Energie aus entsprechenden Gebieten ab und führt sie unterversorgten Gebieten zu.

Es werden zwölf Hauptmeridiane unterschieden, die Teile der Körperoberfläche mit inneren Organen verbinden und sowohl für sich als auch im Verbund mit anderen Meridianen ein geschlossenes System bilden. Meridiane sind Bahnen, in denen die Lebensenergie fließt. Akupunktur lenkt diese Energie nun in neue Bahnen. Sie gleicht Energien aus, löst Blockierungen innerhalb des Organismus auf bzw. regt einzelne Organsysteme an oder beruhigt sie. Im Mundinnern liegt ein dichtes Verbindungsnetz von Meridianen vor, das auf Schleimhäute, Halsmuskulatur und Verdauungstrakt wirkt.

Heutzutage spürt man die Akupunkturpunkte über die Messung des elektrischen Widerstands der Haut auf. Er ist am Akupunkturpunkt im Vergleich zur umgebenden Haut deutlich geringer. Auch in der Temperatur unterscheiden sich Akupunkturpunkte vom umliegenden Gewebe – so sind etwa Punkte, auf deren Meridian erkrankte Organe liegen, deutlich wärmer.*

Ziel der Mundakupunktur ist es vor allem, die Muskeln des Kopfes und des Nackens zu entspannen und Schmerzen zu beseitigen. Sie kann zerstörte Zähne nicht gesunden lassen. Vor einer Behandlung von Beschwerden im Mund mit Akupunkturnadeln sollte daher eine gründliche zahnärztliche Untersuchung stehen. Alle »defekten« Zähne, Zahnfleischta-

* Dr. med. dent. Heike-Dorit Schmid: »Akupunktur im zahnärztlichen Bereich«, in: *Ganzheitliche Zahnheilkunde in der Praxis*, Teil 4, Kapitel 9.1, S. 10

schen und Herde müssen vor einer solchen Therapie vom Zahnarzt in Ordnung gebracht werden. Im zahnärztlichen Bereich findet die Akupunktur vor allem Anwendung bei der Behandlung von Schmerzen, deren Ursache unbekannt ist, und zur Nachbehandlung von Entzündungen und Schwellungen. In seltenen Fällen eignet sie sich auch zur Reduktion der Behandlungsangst.

In der Ohrmuschel, auf dem Handrücken und der Handfläche und auf der Fußsohle spiegelt sich genauso wie im Mund der gesamte Körper wider. Die Akupunkturpunkte sind bei jedem Menschen vorhanden und sehr sensibel. Im Gegensatz zu den Akupunkturpunkten an anderen Körperstellen werden jedoch die im Mund vorhandenen oft unwillentlich und unwissentlich gereizt (etwa durch abstehende Füllungen, Prothesenränder, schlecht sitzende Kronen oder kieferorthopädische Geräte). Auch von Entzündungen des Zahnfleischs oder Zahnfleischtaschen, die sich in der Nähe von Akupunkturpunkten befinden, können Dauerreizungen ausgehen, die auf alle Organe des betreffenden Meridians wirken.

Die Akupunkturpunkte im Mund selbst finden und stimulieren

Verwenden Sie zur Stimulierung der Akupunkturpunkte ihres Mundes keine spitzen Gegenstände, die Sie leicht verschlucken könnten. Schneiden Sie sich die Borsten einer weichen Zahnbürste mit einer Schere so zurecht, dass eine weiche biegsame Spitze entsteht, mit der Sie problemlos Ihre Schleimhaut-Akupunkturpunkte stimulieren können. Oder besorgen Sie sich in der Apotheke einen Interdentalstimulator. Auch mit elektrischen Zahnbürsten (*die Sie allerdings vorsichtig benutzen!*) können Sie über Ihren Mund Ihren ganzen Körper positiv beeinflussen.

Tasten Sie mit der weichen Zahnbürste oder dem Interdentalstimulator Ihre Schleimhaut ab. Sie erkennen einen Energiepunkt daran, dass er sich etwas sensibler anfühlt als seine Umgebung, das heißt, Sie spüren die Berührung intensiver als an der umliegenden Schleimhaut oder Sie nehmen eine Reaktion an einer bestimmten Stelle Ihres Körpers wahr (zum Beispiel ein Kitzeln, ein Zucken oder eine Erwärmung). Merken Sie sich diese Punkte gut (vielleicht schreiben oder zeichnen Sie sich einfach auf, an welchen Stellen sie liegen). Wählen Sie anfangs nicht mehr als vier dieser Punkte. Spüren Sie nach, welchen Teilen Ihres Körpers eine Reizung dieser Punkte gut tut.

Allopathie

Die Allopathie ist ein Heilverfahren, die das Kranksein mit entgegengesetzt wirkenden Mitteln zu behandeln sucht. Obwohl viele allopathische Medikamente frei verkäuflich sind, erhalten Sie die wirksamsten Mittel nur gegen Rezept. Oft haben sie für den Verbraucher unerwartete Nebenwirkungen. Daher sollten Sie diese nicht auf eigene Faust einnehmen, sondern sich auf alle Fälle in die Hand eines erfahrenen Arztes, Zahnarztes oder Heilpraktikers begeben. Die im zahnmedizinischen Bereich gebräuchlichsten allopathischen Anwendungen sind Schmerzmittel, Antibiotika, Pilzmittel und Präparate gegen Entzündungen.

Ausleitungstherapie

Gerade der Mund ist bei vielen Menschen hochgradig schadstoffbelastet. Viele Erwachsene haben kaum mehr einen Zahn, der nicht mindestens eine Füllung aufweist. Ein Teil dieser Füllungen besteht immer noch aus dem quecksilberhaltigen Amalgam. Doch selbst Alternativen (beispielsweise Palladium als Werkstoff für Inlays und Kronen oder Kunststoff mit seiner Vielzahl an Inhaltsstoffen) sind alles andere als harmlos. Viele Schadstoffe werden im Körper abgelagert, da sie aufgrund ihrer Molekülgröße schlecht ausgeschieden werden können. Dazu gehören neben Lindan und PCP auch Quecksilber und Palladium. Diese Gifte lagern sich bevorzugt im Fettgewebe, im Gehirn und in allen Drüsengeweben ein. Da es nicht nur eine Handvoll Umweltgifte gibt, sondern sehr viele (und täglich werden es mehr), kommt es in diesen Organen zu wahren Giftstoffdeponien mit den Erkrankungsfolgen Allergie, Müdigkeit, Antriebsschwäche und Konzentrationsschwäche. Oft ist es nötig, solche Schadstoffe wieder aus dem Körper auszuleiten. Dies kann geschehen

- über den Darm (durch Fasten)
- über die Haut (durch Schwitzen)
- über die Blase (indem man große Mengen von Wasser trinkt oder ausleitende Substanzen einnimmt)
- über die Atemluft (beispielsweise beim Sport)...

Die Ausleitungspraxis am Beispiel des Quecksilbers

Quecksilber kann mit intravenösen Injektionen eines Medikaments vom Arzt ausgeleitet werden oder durch die tägliche Gabe von Selen als Trinkampulle oder Tablette und die Verabreichung pflanzlicher oder homöopathischer Präparate. Die rezeptfrei in Apotheken erhältlichen Selenpräparate sollten Sie nur nach Rücksprache mit Ihrem Arzt zu Ausleitungszwecken nutzen. Beide Arten der Ausleitung lösen nämlich nicht nur Quecksilber aus den Geweben und führen es einer Ausscheidung zu, sondern leeren auch die Körperdepots für Zink und Kupfer und gehören somit in die Hand eines erfahrenen Heilers.

Weniger problematisch sind pflanzliche und homöopathische Präparate zur Ausleitung. Allerdings dauert hier die Entgiftung wesentlich länger. Rechnen Sie damit, dass die gründliche Ausschwemmung von Quecksilber aus Ihrem Körper etwa ein Jahr dauert. Das hat allerdings Vorteile: Es kommt den Umstellungsprozessen im Körper entgegen, denn Schadstoffbelastungen sind immer chronische Prozesse, deren Gesundung viel Zeit beansprucht. *Begeben Sie sich auch bei sanften Ausleitungsmethoden immer in ärztliche Behandlung!*

Ihr Zahnarzt wird, wenn er Ihre Amalgamfüllungen ersetzt, folgendermaßen vorgehen: Zuerst wird er alle Amalgamfüllungen entfernen und die Zähne mit unschädlichen Provisorien versorgen. Dann wird eine Ausleitungstherapie durchgeführt (macht der Hausarzt oder Heilpraktiker – selten der Zahnarzt). Erst danach (wenn der Quecksilbergehalt des Urins nach der Ausleitung nicht mehr nennenswert erhöht ist) kann mit dem Einbringen der neuen Füllungen begonnen werden.

So unterstützen Sie die Ausleitung von Schadstoffen aus Ihrem Körper:

- Trinken Sie viel! Reines Wasser transportiert nicht nur Gifte aus Ihrem Körper heraus, sondern bereitet auch die Schleimhaut auf die Aufnahme von homöopathischen Medikamenten vor.
- Fasten Sie.
- Schwitzen Sie.
- Treiben Sie Sport. Bewegung an frischer Luft regelt den Stoffwechsel und fördert so den Abtransport von Giften.

Leider wird das Quecksilber aus Amalgamfüllungen vor allem beim Kauen und beim Zähneputzen freigesetzt. Damit das während des Zähneputzens so wenig wie möglich geschieht, wurden spezielle Zahncremes entwickelt. (Fragen Sie in Ihrer Apotheke nach!)

Bach-Blüten-Therapie

Der englische Arzt Dr. Edward Bach (1886-1936) ging davon aus, dass die Ursachen für Beschwerden des ganzen Menschen auf der seelischen Ebene in Form von Unstimmigkeiten zu suchen seien. Dem Heilverfahren liegt die Annahme zugrunde, dass bestimmte seelische Persönlichkeitstypen zu bestimmten Reaktionsweisen (auch im Krankheitsfall) neigen. Krankheit wird als Ergebnis von Konflikten zwischen dem so genannten »höheren Selbst« und der eigenen Persönlichkeit behandelt.

Die Entsprechung für die Seelenebene fand Edward Bach in

Form von 38 Blütenpflanzen. Auf die Idee, Blüten zur Therapie von Seelenzuständen zu suchen, kam er durch die Parallele in der Entwicklung von Blüte und Seele. Beides war für ihn eine Art »Krönung«: die Blüte als Krönung der Pflanze, die Seele als Krönung des Menschen. So stellte er wässrige Auszüge aus Blüten wild wachsender Pflanzen her, mit denen er bei seinen Patienten seelische Unstimmigkeiten ins Lot bringen konnte. Bach betrachtete seine Therapie als Ausbau der klassischen Homöopathie. Gerade weil es aber bei der Bach-Blüten-Therapie um die Behandlung der Seele geht, kann Besserung oder Heilung nur stattfinden, wenn der Patient mithilft.

Da diese Therapie auf eine seelische Harmonisierung hinausläuft, eignet sie sich besonders gut zur Selbstbehandlung. Im Grunde ist sie denkbar einfach: Die Blüten lassen sich frei miteinander kombinieren. Da sie entsprechend der augenblicklichen seelischen Situation des Patienten zusammengestellt werden, müssen Sie nur in sich hineinhorchen, um die richtige Blütenkombination zu finden. Weitere Vorteile der Bach-Blüten-Therapie sind, dass es keine Nebenwirkungen gibt und dass sie beliebig mit anderen Medikamenten kombiniert werden können – egal ob es sich dabei um Homöopathika oder um Allopathika handelt. Bach-Blüten-Auszüge erhalten Sie als Konzentratflaschen rezeptfrei in der Apotheke (so genannte *stock bottles*).

Bach-Blüten richtig anwenden

- Bei *akuten Beschwerden* je 2 Tropfen der ausgewählten Blüten-Auszüge aus der Konzentratflasche in 1 Glas oder Fläschchen mit zuvor abgekochtem, abgekühltem Wasser geben, mit einem Plastiklöffel verrühren oder verschütteln und über den Tag verteilt in kleinen Schlucken trinken. Bei sehr akuten Beschwerden können es auch mehrere Gläser sein.

- Bei *chronischen Beschwerden* hat sich ein Gemisch aus 1 Teil Alkohol und etwa 10 Teilen zuvor abgekochtem, abgekühltem Wasser bewährt, in das die Blütenauszüge getropft werden. Je 20 Milliliter Alkohol-Wasser-Gemisch sollten 2 Tropfen Bach-Blüten-Konzentrat genommen werden. Mischungen aus 3 bis höchstens 6 unterschiedlichen Bach-Blüten werden empfohlen. Wenn die chronischen Beschwerden länger anhalten, hat sich bewährt, 4-mal 4 Tropfen direkt aus der Einnahmeflasche über den Tag verteilt einzunehmen. (Als Einnahmeflaschen sind am besten 20-Milliliter-Fläschchen mit Pipettenverschluss – in der Apotheke erhältlich – geeignet.)
- Verreiben Sie Blütenauszüge pur oder als Mischung auf der Haut rund um die Ihren Beschwerden entsprechenden Akupunkturpunkte.
- Ein Vollbad mit 5 bis 10 Tropfen aus der Konzentratflasche wirkt Wunder.
- Für Umschläge nehmen Sie etwa 6 Tropfen des Alkohol-Wasser-Blütengemischs auf ½ Liter Wasser.

Der richtige Zeitpunkt der Bach-Blüten-Einnahme

Nehmen Sie Ihre Bach-Blüten morgens gleich nach dem Aufwachen und abends unmittelbar vor dem Zubettgehen ein. Wenn Sie bei chronischen Beschwerden 4-mal zu Ihrer Mischung greifen, halten Sie sich an die Zeiten von 12 Uhr bis 13 Uhr und von 16 Uhr bis 18 Uhr. Schlucken Sie das Mittel nicht sofort herunter, sondern behalten Sie es einige Zeit im Mund. Besonders die Unterseite der Zunge ist, wie bereits erwähnt, von vielen Blutgefäßen durchzogen, sodass hier bereits ein Großteil des Wirkstoffs in die Blutbahn aufgenommen werden kann.

Nebenwirkungen der Bach-Blüten-Therapie…

Nebenwirkungen gibt es keine! Da diese Form der Therapie über die Seele auf den Körper wirkt, kann es in den ersten Tagen der Einnahme zu einer erhöhten Traumtätigkeit kommen und zu Phantasien, die sich um Ihre Beschwerden und deren Heilung drehen. Lassen Sie das geschehen. Erfahrene Therapeuten, die mit Bach-Blüten arbeiten, bezeichnen diese Erstreaktionen als »seelischen Ausscheidungsprozess«.

… und ihre Vorteile

- Die Erkrankung wird von der seelischen Ebene aus angegangen. Das setzt voraus, dass der Kranke sein Leiden akzeptiert und sich ernsthafte Gedanken darüber macht. So findet eine Veränderung statt: Der Mensch wird nicht mehr von der Krankheit bestimmt, der Kranke plant und geht jetzt seinen Weg zur Genesung.
- Der Erkrankte fühlt sich in seinem Leiden nicht mehr eingeschlossen. Ein auswegloser Zustand mündet in einen Horizont voller offener Möglichkeiten.

- Meist ergeben sich, wenn der Kranke aktiv an seiner Gesundung mitarbeitet, völlig neue Lebensperspektiven.

Rescue Remedy

Zur Stabilisierung des emotionalen Gleichgewichts in körperlichen und psychischen Notsituationen stellt die Bach-Blüten-Therapie ein schnell wirkendes Notfallmittel bereit, das in jede Reiseapotheke, jeden Haushalt und jedes Auto gehört (auch als Salbe erhältlich!). *Rescue Remedy* ist zur schnellen Behandlung akuter psychischer Probleme und deren körperlicher Folgen gedacht, etwa bei plötzlich auftretenden Ängsten, Unfällen, Schockzuständen, akutem Stress.

Dieses Kombinationsmittel enthält folgende Blütenessenzen:

- *Cherry Plum* gibt die mentale und körperliche Kontrolle zurück und löst Ängste auf.
- *Clematis* verringert die Gefahr, im Behandlungsstuhl bewusstlos zu werden.
- *Impatiens* lässt die innere Anspannung verschwinden und reduziert zum Beispiel den Drang, die Zahnarztpraxis sofort zu verlassen.
- *Rock Rose* beseitigt Ängste und Panikgefühle.
- *Star of Bethlehem* dämpft die Schockreaktionen des psychovegetativen Systems.

Achtung! *Rescue Remedy* ist ein Präparat zur Behandlung akuter Fälle. Eine regelmäßige Einnahme widerspricht seinem Heilmechanismus.

Fußreflexzonenmassage

Die ganzheitliche Medizin hat die Fußreflexzonenmassage bereits vor Jahren als Verfahren entdeckt, das uns mehr Gesundheit und Wohlbefinden schenkt. Die Stimulierung bestimmter Punkte auf dem Fußrücken, der Fußsohle und an den Seiten der Füße entspannt, verbessert unser Wohlbefinden, löst Schmerz auf, normalisiert die Funktion von Organen und aktiviert die Selbstheilungskräfte des Körpers. Ganzheitlich arbeitende Therapeuten erklären die Heilwirkung der Fußreflexzonenmassage mit Energiebahnen, über die unsere Füße mit allen wichtigen Körperteilen und Organen verbunden sind. So gibt es auch Druckpunkte an den Füßen, deren Berührung Schmerzen an Zähnen und Kiefer lindert. Der wichtigste Punkt für Zähne und Kiefer liegt oben auf den großen Zehen knapp unter dem Nagelansatz, jeweils mehr zur Innenseite des Fußes hin. (Erspüren Sie selbst, wo genau dieser Punkt bei Ihnen liegt.) Die rechte große Zehe ist für den rechten Ober- und Unterkiefer zuständig, die linke Zehe für den linken Ober- und Unterkiefer – oder umgekehrt. (Auch hier gilt: Erspüren Sie selbst, wie es bei Ihnen ist.) Massieren Sie diese Stelle bei Zahnschmerzen mit dem Daumen (bei beidseitigen Schmerzen mit beiden Daumen) – spüren Sie genau nach.

Homöopathie

Die Behandlungsmethode der Homöopathie wurde 1790 von dem Arzt Samuel Hahnemann (1755-1843) entwickelt. Sie beruht auf dem Prinzip *Similia similibus curentur* (Ähnliches wird durch Ähnliches geheilt). Dieses »Ähnlichkeitsgesetz« wurde allerdings von Hahnemann nur wiederentdeckt. Es geht eigentlich, wie bereits erwähnt, auf Hippokrates und Paracelsus zurück. Das Heilverfahren der Homöopathie verwendet zur Behandlung von Beschwerden extreme Verdünnungen des Mittels, das bei einem Gesunden, würde man es unverdünnt einsetzen, eben jene Beschwerden verursachen würde.

Es gibt verschiedene Arten von Homöopathika:

- Einzelmittel werden in der klassischen Homöopathie eingesetzt, auf die wir uns im Folgenden beziehen.
- Schüßlersalze sind homöopathisch aufbereitete Mittel, die auf den zwölf im Körper vorkommenden Lebenssalzen beruhen.
- Bei Organpräparaten handelt es sich um Homöopathika, die aus den Organen gesunder Tiere gewonnen werden.
- Nosoden werden aus kranken Organen von Mensch und Tier, Körperflüssigkeiten oder Bakterien-, Viren- und Pilzkulturen gewonnen.
- Außerdem gibt es homöopathische Mittel, die aus allopathischen Mitteln hergestellt werden. Grundlage sind Stoffe, die zwar ursprünglich zur Heilung von Krankheiten eingesetzt wurden, nun aber selbst Beschwerden verursachen, wie zahnärztliche Materialien, Antibiotika und Schmerzmittel, aber auch Reinigungs- oder Körperpflegemittel.
- Bei Komplexmitteln handelt es sich um Kombinationen aus verschiedenen der gerade aufgeführten Homöopathika.
- Persönliche Heilmittel werden hergestellt, indem Bestandteile aus Ihren Körperzellen, -säften oder Teilen ei-

nes erkrankten Organs entnommen und zu einem Heilmittel »verarbeitet« werden.

So werden homöopathische Arzneimittel hergestellt

Ausgangspunkt für die Herstellung homöopathischer Arzneimittel ist die Urtinktur: Presssaft, Mineral, Gift, Eiter, Speichel usw. Diese Urtinktur wird mit dem Trägermedium des späteren homöopathischen Medikaments (bei flüssigen Substanzen Alkohol, bei festen Milchzucker) im Verhältnis 1 zu 9 vermischt (verschüttelt oder verrieben). Dadurch entsteht die Dezimalpotenz Dl. Wird von dieser ersten Dezimale wieder 1 Teil mit 9 Teilen des Trägermediums vermischt, erhält man die Potenzstufe D2. Bei einer Mischung in Schritten von 1 zu 100 (1 Teil Urtinktur auf 100 Teile Trägermedium) spricht man von Centesimal-Potenzen (C-Potenzen). Am besten zur Selbstbehandlung eignen sich mittlere Potenzen, etwa D12, C6.

Die Verschüttelung oder Verreibung ist nicht gleichbedeutend mit einer Verdünnung. Hahnemann spricht von einer »Dynamisierung« und geht davon aus, dass so die in der Urtinktur steckende Information auf das Trägermedium übergeht. Sie wird sozusagen von dem Molekül, an das sie ursprünglich gebunden war, abgekoppelt und auf ein neues Molekül übertragen. Anhänger der Homöopathie führen ins Feld, dass durch die Potenzierung die im homöopathischen Medikament steckende Kraft sogar verstärkt wird. Immerhin nimmt dieser Prozess pro Potenzstufe etwa eine Stunde Zeit in Anspruch. Der Übergang der Information von der Urtinktur in das Trägermedium (Alkohol oder Milchzucker) wird mit der

Aggregatsstruktur des Wassers erklärt: Im Milchzucker, dem Trägermedium bei der Verreibung, und im Alkohol, dem Trägermedium der Verschüttelung, sind bis zu 60 Prozent Wasser enthalten. Homöopathen schreiben die Wirksamkeit ihrer Medikamente nicht einer chemischen Reaktion zu, sondern erklären sie mit der Übertragung der Information aus der Urtinktur auf das Trägermedium.

Homöopathische Medikamente richtig dosieren

Akute Erkrankungen erfordern niedrige Potenzen (D3 bis D6 mehrmals täglich). Für chronische Erkrankungen braucht man hohe bis sehr hohe Potenzen. Je höher eine Potenz ist, desto feiner muss die Dosierung abgestimmt werden (D30 nimmt man etwa einmal pro Woche, D200 nur etwa einmal pro Monat).

Darüber hinaus richten sich sowohl Dosierung als auch Wahl der Potenzen nach der Art der Erkrankung. Betrifft sie einzelne Organe oder Körperteile, reichen Potenzen bis D6, um eine Heilung zu erzielen. Wenn mehrere Organe oder ganze Organsysteme betroffen sind, nimmt man Potenzen um D12. Wenn die Erkrankung den ganzen Menschen mit Körper, Geist und Seele betrifft, können Potenzen bis D60 oder höher angebracht sein.

Homöopathische Mittel erhalten Sie rezeptfrei in der Apotheke. Es gibt sie als Tropfen, Globuli (Streukügelchen), Tabletten und Trinkampullen. 1 Tropfen entspricht 1 Streukügelchen. 10 Tropfen entsprechen 1 Tablette. Die günstigste Einnahmezeit für homöopathische Medikamente ist etwa eine halbe Stunde vor der Mahlzeit. Lassen Sie das Mittel – egal ob Tropfen, Kügelchen (Globuli), Tablette oder Trinkampulle – einige Minuten im Mund, bevor Sie es schlucken. Die Schleimhaut des Mundes (insbesondere an der Unterseite der Zunge) nimmt dann bereits einen Teil des Wirkstoffs auf. Sie erhöhen die Wirkung, wenn Sie während der Einnahmezeit auf Kaffee, Schwarztee und Nikotin verzichten. Putzen Sie Ihre Zähne nicht unmittelbar vor oder nach der Einnahme eines homöopathischen Mittels. Homöopathische Therapien können durch ätherische Öle in Zahncremes wie Kampfer oder Menthol beeinträchtigt werden. Doch auch im Rahmen homöopathischer Therapien müssen Sie nicht auf eine gute Mundpflege verzichten. Für diesen Zweck gibt es mentholfreie, geruchs- und geschmacksarme Zahnpasten, die den Forderungen der Homöopathie entsprechen.

Achtung! Bei der Einnahme von homöopathischen Mitteln kommt es manchmal zu einer sogenannten »Erstverschlimmerung«. Die Symptome der Krankheit, die durch das Medikament eigentlich überwunden werden sollen, verstärken sich kurzzeitig. Eine Erstverschlimmerung ist *kein* Alarmsignal, sondern eher ein Anzeichen dafür, dass das Homöopathikum wirkt. Meist klingt sie schnell wieder ab. Wenn Sie sich dadurch beunruhigt fühlen, können Sie mit der Einnahme des Mittels einen Tag lang aussetzen und dann mit einer niedrigeren Tagesdosis fortfahren.

Ihr ganz persönliches Heilmittel

Bei den Standardarzneimitteln der großen Pharmafirmen handelt es sich um Produkte aus großen Serien, die allein schon aus Qualitätsgründen keine Abweichungen über einen sehr engen Toleranzbereich hinaus aufweisen dürfen. Ihre Persönlichkeit kommt erst ins Spiel, wenn Medikamente vom Apotheker für Sie zubereitet werden. Doch auch da kann man noch nicht von Individualität im eigentlichen Sinne sprechen. Ein Heilmittel ist erst dann auf Sie als Person abgestimmt, wenn Informationen, die nur Sie betreffen (Ihr derzeitiges Befinden; der Zustand Ihres Energiehaushalts; bestimmte seelische Kriterien wie Angst, Glaube an die Genesung, Hoffnung, Niedergeschlagenheit) mit in das Medikament gelangen. In der ganzheitlichen Medizin bedient man sich bei der Herstellung »persönlicher Arzneimittel« zweier unterschiedlicher Verfahren:

1. Aus Körperzellen, Körpersäften oder Teilen des erkrankten Organs werden Bestandteile entnommen und im Rahmen des homöopathischen oder isopathischen Therapiekonzeptes zu einem Heilmittel gemacht.
2. Zwischen dem kranken Menschen und dem Medikament wird ein Regelkreis aufgebaut. Im Sinne der Bioresonanztherapie werden Informationen aus dem erkrankten Körper auf das Medikament übertragen.

Wie erklären Vertreter der ganzheitlichen Medizin die Wirkweise persönlicher Heilmittel? Ärzte und Heilpraktiker, die von der Wirksamkeit solcher Medikamente überzeugt sind, führen ihre Wirkung darauf zurück, dass Wassermoleküle Informationen speichern können. Es wird angenommen, dass zwischen mehreren Wassermolekülen je nach zu speichernder

Information ganz bestimmte Aneinanderlagerungen stattfinden. Man spricht von »Clusterbildung« und billigt Wasser ein Gedächtnis zu. Auch andere Flüssigkeiten (etwa Alkohole) und alle Mischungen, an denen Wasser beteiligt ist, sind zur Clusterbildung in der Lage.

Neben der Homöopathie nutzt auch die Bioresonanztherapie diese Fähigkeit des Wassers, Informationen zu speichern. In der Bioresonanztherapie spricht man von »Aufschwingen«.* Beim Aufschwingen wird mit einem Bioresonanzgerät, in dessen Regelkreis entweder der Patient oder körpereigene Proben des Patienten eingeschaltet sind, die Information zur Heilung in das Medikament eingebracht.

Persönliche Heilmittel für einzelne Zähne

Im Übrigen gibt es Heilmittel, die speziell für einzelne Zähne hergestellt werden. Sie können diese in der Apotheke bestellen. Kariöse Defekte; Schmerzen, die auf lockere Füllungen zurückzuführen sind; tiefe Zahnfleischtaschen oder Druckstellen durch schlecht sitzende Prothesen lassen sich mit diesen Medikamenten allerdings nicht heilen. *In solchen Fällen kann Ihnen nur der Zahnarzt wirklich helfen*. Gut einsetzen können Sie Ihre persönlichen Heilmittel bei Schmerzen unklaren Ursprungs und als begleitende Therapie bei zahnärztlichen Eingriffen. Bei vielen Medizinern sind persönliche Heilmittel verpönt, weil die Erklärung ihrer Wirkweise von einer Reihe unbewiesener und der Logik scheinbar widersprechender Annahmen ausgeht. Viele ganzheitlich orientierte Heiler schwören jedoch auf die

* Dr. med. dent. Dietrich Volkmer, in *Ganzheitliche Zahnheilkunde in der Praxis*, Teil 4, Kapitel 3.6, S. 10

heilende Wirkung. Machen Sie sich selbst ein Bild. Probieren Sie einfach einmal ein persönliches Heilmittel aus.

Magnetfeldtherapie

In der alternativen Medizin werden Kraftfelder von Magneten genutzt, um Beschwerden zu lindern und, ganz ohne Nebenwirkungen, den Selbstheilungsprozess anzukurbeln. Therapeuten, die magnetische Felder zur Heilung verwenden, gehen davon aus, dass die Kraft der Magnete die Durchblutung anregt, entspannt, Entzündungen hemmt und Schmerzen lindert. Mit Magneten zu heilen hat bereits eine Jahrtausende alte Tradition. Bereits vor mehr als 2000 Jahren nutzten chinesische Ärzte die heilende Kraft der Magnetfelder. Auch im alten Ägypten und Griechenland wusste man um die Heilwirkung magnetischer Felder. Besonders bei chronischen Schmerzen nach Verletzungen haben sich Magnete bewährt. Daher werden in der Zahnmedizin Magnetfelder vor allem zur Schmerztherapie, zur Förderung der Durchblutung und Anregung der Heilung nach Zahnextraktionen, Zahnfleischbehandlungen und Operationen am Kiefer eingesetzt.

Jede lebende Zelle erzeugt ein kleines Magnetfeld. Erkrankt die Zelle, so wird das Zellmagnetfeld schwächer und seine Stabilität nimmt ab. Biologen vermuten, dass Stoffwechselvorgänge nun nicht mehr richtig ablaufen können: Abfallprodukte können nicht mehr in ausreichendem Maße aus der Zelle abtransportiert werden, der Stofftransport innerhalb der Zelle funktioniert nicht mehr und die Energieversorgung stockt. Nach Meinung von Magnetfeldtherapeuten kann eine Zelle mit geschwächtem Magnetfeld durch die Anwendung von Heilmagneten von außen positiv beeinflusst werden. So normalisiert sich der Stoffwechsel in der Zelle, das Gewebe gesundet, der Mensch fühlt sich wieder wohl. Entscheidend für die therapeutische Wirkung von Magnetfeldern ist ihre Stärke. Die magnetische Kraft ist nur innerhalb eines sehr engen Bereichs, des so genannten »Adey-Fensters« wirksam. Liegt die magnetische Kraft darunter oder darüber, spricht sie den Körper nicht an. Heilsam für den Menschen sind Magnete, die ihre besonderen Eigenschaften ohne Elektrizität entwickeln. Dagegen stehen die elektromagnetischen Felder von Starkstromleitungen, Sendemasten oder elektronischen Geräten in der Wohnung im Verdacht, krank zu machen. Magnetfeldtherapiegeräte verwenden daher keinen Wechselstrom, sondern einen pulsierenden Gleichstrom, der ein fluktuierendes magnetisches Wechselfeld erzeugt.

Wenn Sie Magneten zur Linderung von Kiefer- und Zahnschmerzen nutzen oder zur schnelleren Heilung nach Operationen im Mund einsetzen, achten Sie auf die Polarisierung. Der Südpol setzt den Stoffwechsel herab und hemmt Entzündungen. Sinnvoll ist die Therapie mit dem Südpol, wenn die Entzündung gerade erst entsteht oder unmittelbar nach einer Operation. Da ein herabgesetzter Stoffwechsel auch zu einer langsameren Heilung führen kann, sollten Sie bei beginnendem Heilungsprozess den Südpol nicht einsetzen. Der Nordpol wirkt wärmend und kurbelt den Stoffwechsel an. Wenn die Heilung bereits im Gange ist, wird sie der Nordpol beschleunigen.* Auf gängigen Heilmagneten sind die Pole markiert.

* Aus: Dr. rer. nat Wolfgang Ludwig: »Magnetfelder und elektromagnetische Akupunktur in der Zahnmedizin«, in: *Ganzheitliche Zahnmedizin in der Praxis*, Teil 4, Kapitel 7.5, S. 6

Daneben gibt es auch wechselpolare Magnetfolien. Recht praktisch zur Langzeit-Schmerztherapie im Berufsalltag eignen sich handliche Magnetpflaster, die sich leicht unter der Kleidung verstecken lassen.

Folgendes sollten Sie bei der Anwendung von Heilmagneten beachten:

- Säubern Sie die Haut, bevor Sie einen Magneten auflegen.
- Wenn Sie Magnetpflaster oder Folienmagnete verwenden, kann es zu allergischen Reaktionen, ausgelöst durch das Pflastermaterial oder den Kunststoff, kommen.
- Verzichten Sie auf Magnete während der Schwangerschaft oder bei Thrombosen.
- Leiden Sie unter Herzbeschwerden, so sprechen Sie mit Ihrem Arzt, bevor sie zum Magneten greifen.
- Wenn Sie einen Herzschrittmacher tragen, verzichten Sie auf Magnetfeldtherapien mit Magnetfeldtherapiegeräten.
- Brechen Sie die Magnetfeldtherapie ab, wenn Sie nach spätestens 2 Wochen keine Besserung spüren. Selbst wenn es zu einer Besserung kommt, sollte die Anwendung von Magneten nicht länger als 1 Monat andauern. *Faustregel:* Therapie 2 Tage nach Besserung beenden.
- Epileptiker sollten auf Magnetfeldtherapien im Kopfbereich generell verzichten.

Viele Beschwerden im Mund, an den Zähnen und am Kiefer haben Ursachen, die nur der Zahnarzt erkennen und behandeln kann. Mit einer Magnetfeldtherapie sollten Sie daher erst im Anschluss an die zahnärztliche Therapie beginnen. Magnetpflaster und herkömmliche Magnete wirken großflächig auf das Gewebe. Genauer ist die Behandlung mit Magnetfeldtherapiegeräten. Erkundigen Sie sich bei Ihrem Zahnart, Arzt oder Heilpraktiker. (Adressen finden Sie im Anhang unter »Nützliche Adressen«, Seite 267.)

Phytotherapie

Die Phytotherapie nutzt zur Heilbehandlung pflanzliche Substanzen. Sie ist eigentlich ein Zweig der Allopathie. Viele pflanzliche Substanzen erhalten Sie rezeptfrei in Ihrer Apotheke. (Bei den in diesem Buch empfohlenen Phytotherapeutika handelt es sich in erster Linie um Tees.) Zubereitungen von Pflanzen haben eine lange Tradition. Ihre Heilkraft beruht auf einer Reihe bekannter Wirkstoffe:

- Alkaloide wirken auf einzelne Zellarten (Morphin wirkt zum Beispiel auf Nervenzellen).
- Ätherische Öle lösen in niedrigen Dosen Krämpfe und entspannen, in hohen Dosen töten sie Bakterien.
- Bitterstoffe regen die Sekretproduktion der Drüsen an.
- Flavonoide stärken die Kapillaren und wirken entkrampfend.
- Gerbstoffe verwandeln lösliche Eiweiße in unlösliche. Solche Eiweiße sind dann für den Stoffwechsel der Bakterien unbrauchbar.
- Saponine sind gute Emulgatoren und haben eine schleimlösende und sekretionsfördernde Wirkung.

Viele pflanzliche Wirkstoffe lassen sich gezielt für die Gesunderhaltung von Zahnfleisch und Zähnen einsetzen:

- Die in Knoblauch und Zwiebeln vorkommenden Sulfide wirken entzündungshemmend.
- Carotinoide aus Gemüsen und Hülsenfrüchten wirken antioxidativ, stärken das Immunsystem und senken so das Krebsrisiko.
- Phytoöstrogene und Saponone senken ebenfalls das Risiko, an Krebs zu erkranken.
- Polyphenole wirken entzündungshemmend.
- Phytinsäure stärkt unser Abwehrsystem.

Psychische Therapie

Die Erkrankung einzelner Zähne, des Zahnfleischs oder der Kiefergelenke ist immer auch Ausdruck allgemeiner Disharmonien im Menschen. Hier liegt der Grund dafür, dass schulmedizinische Therapien von Zahn- und Zahnfleischerkrankungen immer wieder fehlschlagen. Die psychische Therapie von Munderkrankungen versucht, neben der Instandsetzung von Zähnen und der Heilung des Zahnfleischs auch die Seele und das soziale Umfeld des Patienten einzuschließen. So gibt es eine Reihe psychischer Faktoren, die nicht nur unserer Zahngesundheit zusetzen: Stress, Zorn, Neid, Angst, Zweifel und Unsicherheit schwächen unseren Allgemeinzustand.

Wer niedergeschlagen ist, pflegt seine Zähne normalerweise nicht so gründlich wie ein gesunder Mensch. Seelisch belastende Zustände schwächen außerdem unser Immunsystem. Dies wiederum führt zwangsläufig zu einer leichteren Entzündbarkeit des Zahnfleisches und zu einer bakteriellen Besiedlung der Zähne. So genannte »schlechte Gewohnheiten«

(wie Pressen, Knirschen, Saugen, Lutschen und Nägelbeißen) sind in Wirklichkeit Ersatzhandlungen zum Ausgleich für nicht verarbeitete seelische oder soziale Probleme. Hier ist es wichtig, sich die Hintergründe für dieses Verhalten bewusst zu machen. Neben einer stabilen Psyche ist daher auch ein harmonisches soziales Umfeld für die Zahngesundheit äußerst wichtig.

Ausschlaggebend dafür, ob Sie von einer psychischen Therapie profitieren, ist aber, dass Sie selbst eine Änderung zum Guten wollen. Die Hauptarbeit machen Sie. Ihr Zahnarzt und Ihr Psychotherapeut sind nur Begleiter auf Ihrem Weg zu mehr Gesundheit.

Schüßlersalze

Im Jahre 1873 entwickelte der Oldenburger Arzt Dr. Wilhelm Heinrich Schüßler (1821-1898) ein Heilverfahren, das auf den zwölf im Körper vorkommenden Lebenssalzen beruht. In homöopathischer Form eingenommen, helfen sie, Körper, Seele und Geist wieder in ein harmonisches Gleichgewicht zu bringen. So eignet sich beispielsweise das Schüßlersalz Nr. 1 (*Calcium fluoratum*) zur Kariesprophylaxe, Nr. 2 (*Calcium phosphoricum*) trägt zur Gesundung des Knochens nach Operationen bei.

Lassen Sie 3-mal täglich 2 Tabletten im Mund zergehen, bis sie sich aufgelöst haben. Der Wirkstoff wird von der Mundschleimhaut aufgenommen. Sie erhalten Schüßlersalze rezeptfrei in Ihrer Apotheke.

Weitere Therapieansätze

Es gibt noch eine Reihe weiterer ganzheitlicher Heilmethoden, die bei Erkrankungen des Mundes angewendet werden können. Die wichtigsten sind Biofeedback, Autosuggestion und Hypnose, Bioresonanztherapie, der wesenzentrale Therapieansatz, Aromatherapie, Farbtherapie, Therapie mit Infrarot- und UV-Licht, Tontherapie, Atemtherapie und Lymphdrainage. Bücher zu diesen Themen finden Sie zuhauf in Ihrer Buchhandlung. Einen Arzt oder Zahnarzt in Ihrer Nähe, der die gewünschte Therapie durchführt, finden Sie im Internet (siehe im Anhang unter »Nützliche Adressen«, Seite 267). Darüber hinaus existiert eine Vielzahl weiterer ganzheitlicher Heilansätze, die jedoch teils nur vereinzelt angewendet werden, weil sie zum Teil mit dem naturwissenschaftlichen Weltbild unvereinbar sind. Sie alle hier darzustellen würde den Rahmen des Buches bei weitem sprengen.

Teil III
Selbsthilfe bei Problemen im Mund

In diesem Kapitel finden Sie Ratschläge, Tipps und Tricks, wie Sie sich bei den häufigsten Problemen rund um Zähne, Zahnfleisch, Mund und Lippen helfen können. Probieren Sie einfach aus, was Ihnen passend erscheint, und seien Sie geduldig, wenn sich nicht sofort Besserung einstellt. Ich habe bewusst ganzheitliche Methoden gewählt, und diese setzen eben an der Wurzel eines Problems an, sie tragen der Einzigartigkeit jedes Menschen Rechnung und sind arm an Nebenwirkungen ... dafür mag es etwas länger dauern, bis sich Linderung bzw. Heilung einstellt.

Wann Sie auf alle Fälle einen Zahnarzt brauchen

Jeder Mensch ist für sich und sein körperliches Befinden selbst verantwortlich. Es gibt jedoch Situationen, in denen Sie professionelle Hilfe brauchen. An einen Zahnarzt oder Arzt sollten Sie sich wenden, wenn:

- Sie eine Schwellung im Mund oder im Gesicht haben
- Sie nach einem Unfall einen lockeren Zahn, eine Schwellung und Schmerzen im Kiefer haben
- Ihre Zahnschmerzen länger als einen Tag dauern

- Ihr Zahnfleisch entzündet ist und dies wochenlang nicht vergeht
- Sie einen eigenen Zahn verloren haben
- ein Zahn länger wird, zu wandern beginnt oder sich dreht
- Sie eine Füllung, Krone, Brücke und Prothese verloren haben
- Sie Probleme an Implantaten haben

Begeben Sie sich sofort in die Praxis eines Kieferchirurgen oder Unfallarztes, oder gleich in die Unfallambulanz des örtlichen Krankenhauses, wenn:

- Sie klaffende oder stark blutende Wunden im Mund haben
- Ihr Kiefer gebrochen sein könnte
- eigene Zähne gebrochen oder verloren gegangen sind (etwa bei einem Unfall)

Halten Sie wichtige Telefonnummern immer griffbereit!

Notieren Sie die Nummern Ihres Arztes und Zahnarztes sowie die Nummern des ärztlichen und zahnärztlichen Notdienstes in Ihrer Stadt auf der ersten Seite Ihres persönlichen Telefonbuchs. Am besten tun Sie das jetzt (und nicht erst, wenn es brennt!).

Wenden Sie sich bei Fragen immer an einen Fachmann oder eine Fachfrau

Wenn Sie im Zweifel sind, ob Sie fachmännische Hilfe brauchen, rufen Sie zumindest beim Arzt an und schildern Sie Ihr Problem. Jede Praxis verfügt über einen Anrufbeantworter, der Ihnen neben den Sprechzeiten auch die aktuelle Notrufnummer nennt.

Lassen Sie Ihre Zähne regelmäßig untersuchen

Lassen Sie Zähne, Zahnfleisch und Kiefer regelmäßig, am besten 2-mal im Jahr, kontrollieren. Viele Probleme, die unbehandelt zu Schmerzen oder Zahnverlust führen, können so schon in Ordnung gebracht werden, bevor Sie sie überhaupt bemerken. Zahnbehandlungen sind teuer. Schieben Sie eine anstehende Behandlung nicht unnötig heraus!

Beschwerden von A bis Z

Abgebrochener Milchzahn

siehe unter »Milchzahn gebrochen«

Abgebrochener Zahn

siehe unter »Zahnkrone abgebrochen (Wurzel noch im Kiefer)«; »Zahnstück abgebrochen«; »Prothese, Zahn herausgebrochen«

Abrasion

siehe unter »Zähne, abgekaute (Abrasion)«

Abszess

Ansammlungen von Eiter im Gewebe werden als »Abszess« bezeichnet. Diese entstehen aufgrund von Zahnfleischtaschen, Entzündungen der Wurzelspitze, eingespießten Fremdkörpern und verlagerten Zähnen. Abszesse am und im Kiefer sind ein klarer Fall für den Zahnarzt. Versuchen Sie *nie* einen Abszess auf eigene Faust zu kurieren!

PROBLEM

Sie haben eine Schwellung im Mund, ein Zahn tut weh oder es ist ein Fistelausgang erkennbar (roter erhabener Fleck, aus dem sich bei Druck Eiter entleert). Die Untersuchung bei Ihrem Hausarzt hat einen Verdacht auf einen Krankheitsherd ergeben.

TIPPS

Für Erleichterung sorgen, bis Sie vom Zahnarzt behandelt werden (vor der ersten Behandlung)

- Eine Spülung mit *Löwenzahn*tee bringt vorübergehende Erleichterung.
- Spülungen mit *Kochsalzwasser* lassen die Eiterung schneller an die Oberfläche kommen und aufplat-

zen. (Geben Sie zu diesem Zweck so viel Kochsalz in lauwarmes Wasser, bis die Flüssigkeit wie eine leicht versalzene Suppe schmeckt.)

Die Therapie des Zahnarztes unterstützen (zwischen den Behandlungen)

- Spülen Sie mit *Kamillen*tee.
- Stellen Sie sich ein Spülmittel aus *Echinacea* (Sonnenhut) her. Es fördert den Heilungsprozess, weil es gegen Bakterien wirksam ist und die Abwehrkräfte stärkt. (Seine Anwendung als Tee spielt eine untergeordnete Rolle. Viel häufiger findet sich Sonnenhut als Tropfen.)
- Benutzen Sie eine Mundspüllösung, die *Teebaumöl* (hier jedoch nicht mehr als 5 Tropfen auf 1 Glas lauwarmes Wasser) oder *Propolis* (das Kittharz der Bienen. Sie erhalten es beim Imker, in der Apotheke, in manchen Naturkostläden und Reformhäusern) enthält. Beides tötet Keime ab und wirkt so gegen Entzündungen.

Hilfe aus dem Schatzkästchen der Homöopathie

- Zur Unterstützung der körperlichen Abwehrkraft nehmen Sie *Ferrum phosphoricum D12* (2-mal täglich 10 Tropfen oder Globuli).
- Bei Eiterbildung hilft *Hepar sulfuris D10*. Nehmen Sie 2- bis 3-mal täglich 10 Tropfen oder Globuli.

Allergien

Eine Allergie ist eine erworbene krankhafte Reaktionslage des Körpers auf bestimmte Stoffe. Meist handelt es sich um Stoffe, die von außen zugeführt wurden. Gerade im Bereich der Zähne werden sehr viele unterschiedliche Fremdstoffe in den Körper eingebracht: Füllungsmaterialien, Injektions- und Abdruckmaterialien, Nahrungsmittel, Medikamente und – seit neuestem auch – Schmuck. Schätzungen gehen davon aus, dass bis zu 30 Prozent der Menschen unter einer Materialüberempfindlichkeit im Mund leiden.* Die meisten sind sich dessen nicht bewusst. Oft genügen kleinste Mengen einer Substanz, und es kommt im Organismus zu schweren allergischen Reaktionen.

Warnzeichen, die auf eine Allergie im Mund hinweisen, sind:

- schmerzhaft-empfindliche gelblich-weiße Pusteln, Bläschen und Flecken, die an den gleichen oder verschiedenen Stellen im Mund immer wieder auftreten
- Jucken, Brennen und Kribbeln an Zunge, Gaumen und Zahnfleisch
- Schwellungen, die ohne das Vorhandensein erkrankter Zähne regelmäßig wiederkehren
- häufig auftretende Schmerzen oder Dauerschmerzen an Zähnen, ohne dass dafür eine Ursache gefunden werden kann
- regelmäßige Entzündungen der Haut rund um den Mund (Akne, Kontaktdermatitis)

* Reinhold Fritz, »Definition der Amalgamüberempfindlichkeit«, in Ganzheitliche Zahnheilkunde in der Praxis, Teil 4, Kapitel 6.1, S. 4

Allgemeine Warnzeichen einer Allergie:

- Müdigkeit und Leistungsverminderung
- Gedächtnis-, Lern- und Konzentrationsstörungen
- Unruhegefühl und Schlafstörungen (trotz Müdigkeit)
- leichtere Anfälligkeit für Erkrankungen aller Art
- Kopfschmerzen
- Herz- und Kreislaufstörungen
- Haarausfall

PROBLEM

Sie haben schmerzhaft empfindliche gelblich-weiße Pusteln, Bläschen und Flecken im Mund. Es juckt, brennt und kribbelt. Das Zahnfleisch ist angeschwollen (***Vorsicht!*** Bei Schwellungen an eine chronische Entzündung denken!). Sie haben häufig Schmerzen oder Dauerschmerzen an Zähnen, ohne dass dafür eine Ursache gefunden werden kann. Sie beobachten regelmäßig Entzündungen der Haut rund um den Mund.

TIPPS

Sich an verträgliche und unschädliche zahnmedizinische Werkstoffe halten

Leiden Sie an einer Allergie, dann lassen Sie so viel an Fremdmaterial wie möglich aus Ihrem Körper entfernen. Denken Sie vor allem an die Füllungen in Ihren Zähnen. Wenn Metalle notwendig sind (etwa bei großen Defekten, bei umfangreichen prothetischen Versorgungen), entscheiden Sie sich für Metalle mit einem möglichst hohen Edelmetallanteil (so genannte »Hochgoldlegierungen«). Auf keinen Fall sollten Sie Metalle mit unterschiedlicher Zusammensetzung im Mund belassen. Wo es möglich ist, lassen Sie Metalle durch keramische Werkstoffe ersetzen.

Die Belastung durch Schadstoffe testen lassen

- Es gibt einen Test, der überprüft, ob eine Allergie vorliegt. Da er nicht standardisiert ist, wird er von jedem Arzt etwas anders durchgeführt. Meist werden Plättchen mit den Testsubstanzen auf dem Rücken aufgebracht und das Ergebnis kann nach 48 und nach 72 Stunden abgelesen werden. Hiervon lassen sich nun Hinweise auf eine Allergie ableiten. Über eine eventuell vorhandene Vergiftung sagt der Test allerdings nichts aus.
- Ein anderer Test untersucht die Belastung durch das in Amalgamfüllungen vorhandene Quecksilber. Da sich Quecksilber vorwiegend in Leber, Niere und Gehirn ablagert, ist bei Urin- und Blutuntersuchungen so gut wie kein Quecksilber nachweisbar. Um einen Urin- oder Bluttest aussagefähig zu machen, muss das Quecksilber zuerst »mobilisiert« werden. Die benötigten Medikamente sind verschreibungspflichtig, deshalb gehört ein solcher Test in jedem Fall in die Hand des Arztes.
- Der Speicheltest mit Kaugummi zeigt, ob Quecksilber aus Ihren Amalgamfüllungen entweicht: Zunächst wird eine Speichelprobe genommen. Nach

dem Kauen eines Kaugummis erfolgt eine zweite Speichelprobe. In einem Speziallabor wird der Quecksilberanteil beider Proben verglichen. Hat sich nach dem Kaugummikauen der Quecksilberanteil stark erhöht, ist das ein Hinweis darauf, dass Quecksilber aus Ihren Füllungen beim Kauen oder Aufeinanderreiben der Zähne (etwa beim nächtlichen Knirschen) freigesetzt wird und in den Körper gelangt.

- Bei der Messung der Stromspannung mit einem Strommessgerät werden die Spannungen zwischen den verschiedenen Metallen im Mund überprüft. Aus der Höhe der vorliegenden Spannungen kann die Menge an unedlen Metallen im Mund geschätzt werden.

Amalgam tut Ihnen nicht gut, Ihre alten Füllungen wurden aber noch nicht entfernt

Vermeiden Sie alles, was das Quecksilber aus den Füllungen löst:

- Meiden Sie aggressive saure Speisen und Getränke (Fruchtsäfte, Limonaden, Essig).
- Halten Sie sich bei Süßigkeiten zurück. Aus Zuckern entstehen im Mund Säuren.
- Kauen Sie kein Kaugummi. Hierbei werden die Füllungen mechanisch abgerieben und kleine Partikelchen freigesetzt. Durch die so entstehende größere Oberfläche wird kurzfristig mehr Quecksilber freigesetzt.

- Benutzen Sie Zahncremes, die beim Zähneputzen kein Quecksilber freisetzen (fragen Sie in ihrer Apotheke nach).

Hilfe aus dem Schatzkästchen der Homöopathie

- *Sulfur D12* lindert Brennen und Jucken.
- *Nux vomica D12* dämpft Übelkeit und Brechreiz.
- *Medorrhinum D12* hilft, wenn das Zahnfleisch juckt und Zähne sich lockern.
- Wie wäre es mit einem persönlichen Homöopathikum aus dem Allergie auslösenden Stoff in der Potenz D6 bis D12?

Nehmen Sie 2-mal täglich 10 Tropfen oder Globuli.

Die allergische Reaktion mit einem Teppich aus Blüten lindern

- Wenn Sie sich durch eine Allergie verkrampft und blockiert fühlen, hilft *Rock Rose.*
- Bei Erschöpfung und Konzentrationsstörungen bringen Sie *Hornbeam* und *Olive* wieder auf Vordermann.
- Wenn Sie nervös sind und eine innere Unrast spüren, schenken Ihnen *Rock Rose, Impatiens* und *Chestnut Bud* Ruhe.

Zur Dosierung und Einnahme der Bach-Blüten siehe Seiten 53 ff.

Angst (vor dem Zahnarzt – bei Kindern)

Es gibt Kinder, die sehr gern zum Zahnarzt gehen. Es gibt aber auch kleine Patienten, die aufgrund leidvoller Erfahrung panische Angst davor haben.

PROBLEM
Das Kind weigert sich, zum Zahnarzt zu gehen. Auf dem Wege in die Praxis weint es. Im Behandlungsstuhl will es den Mund nicht öffnen.

TIPPS

Angst durch positive Erfahrungen nehmen

- Zeigen Sie Ihrem Kind, dass es keine Angst vor dem Zahnarzt haben muss. Nehmen Sie es in die Praxis mit, wenn Sie einen harmlosen Kontrolltermin haben. Lassen Sie es während der Behandlung am Behandlungsstuhl stehen, damit es erleben kann, dass Ihre Behandlung nicht weh tut. Zeigen Sie ihm, dass Sie sich darüber freuen, dass ihre Zähne kontrolliert werden und der Zahnstein ent-

fernt wird. Geben Sie zuvor Ihrem Zahnarzt Bescheid. (Wenn dieser nicht damit einverstanden ist, dass ein kleiner zukünftiger Patient mit am Behandlungsstuhl steht, wird er wahrscheinlich auch später wenig Einfühlungsvermögen in die Ängste Ihres Kindes zeigen.)
- Sprechen Sie nicht vor Ihrem Kind schlecht über Ihre Zahnbehandlungen. Erzählen Sie keine entsprechenden Geschichten vom Zahnarzt.
- Belohnen Sie Ihr Kind für den Besuch beim Zahnarzt. Schenken Sie ihm etwas oder erfüllen Sie ihm einen Wunsch. Loben Sie es.

Angst nehmen durch Zärtlichkeit

- Besonders kleine Kinder haben weniger Angst, wenn sie bei der Behandlung ihr Lieblingskuscheltier im Arm halten können.
- Wenn Ihr Kind noch sehr klein ist, nehmen Sie es auf den Schoß.
- Auch ältere Kinder mit Behandlungsangst sollten immer eine Begleitperson mit an den Behandlungsstuhl nehmen, die ihre Hand hält oder sie streichelt.

Daneben können Sie selbstverständlich auch alle Tipps unter »Angst (vor der Zahnbehandlung)« (gleich im Anschluss) nutzen. Hier finden Sie Homöopathika, die auch Ihren Kindern hilfreich sind, wenn sie Angst vor dem Zahnarzt haben.

Angst (vor der Zahnbehandlung)

Die Angst vor der Zahnbehandlung stellt zwar keine Zahn- oder Munderkrankung im eigentlichen Sinne dar. Da aber aufgrund solcher Ängste notwendige Behandlungen hinausgeschoben oder versäumt werden, fördert sie Zahn- und Mundbeschwerden. Fast jeder Mensch hat schon einmal Angst vor der Behandlung im Zahnarztstuhl gehabt. Behalten Sie Ihre Angst nicht für sich. Seien Sie offen zu Ihrem Zahnarzt. Schon das Eingeständnis »Ich habe heute große Angst« baut einen großen Teil der Angst ab. Erwarten Sie im Gegenzug von Ihrem Zahnarzt Verständnis und Behutsamkeit. Wird Ihnen versprochen, dass ein Eingriff nicht weh tut, dann darf er auch nicht weh tun. Wenn die Möglichkeit besteht, dass Sie während des Eingriffs Schmerzen haben könnten, muss das vor der Behandlung besprochen werden. Sollte es bei der Behandlung zu unerwarteten Schmerzen kommen, wird der Arzt sofort etwas dagegen unternehmen. Kein Mediziner darf sich über unerwartete Schmerzen oder plötzlich auftretende Ängste seiner Patienten einfach hinwegsetzen. Die Beziehung zwischen Arzt und Patient sollte von Vertrauen geprägt sein. Wenn es Ihnen schwer fällt, Ihrem Arzt zu vertrauen, sollten Sie den Behandler wechseln.

PROBLEM

Sie haben große Angst vor der Zahnbehandlung. Die Nacht vor Ihrem Termin können Sie nicht mehr richtig schlafen. Am Tag Ihres Termins verspüren Sie das Bedürfnis, die Behandlung abzusagen.

Tipps

Sich von der Natur helfen lassen

Mit Tees können Sie einen großen Teil Ihrer Angst abbauen: Fertige Beruhigungstees, die Hopfen, Baldrian, Melisse und Passionsblume enthalten, beruhigen und machen müde.

- *Passionsblume* nimmt die Angst.
- *Hopfen* beruhigt und macht schläfrig.
- *Baldrian* macht schläfrig.

Trinken Sie die Tees bereits am Nachmittag vor dem Behandlungstermin – wenn möglich stündlich 1 Tasse. Nehmen Sie die letzte Tasse ½ Stunde vor der Behandlung zu sich.

Zur Beruhigung gibt es eine Reihe von rezeptfreien Dragees

- *Kava-Kava* beruhigt, macht aber nicht müde.
- Dragees mit *Hopfen, Baldrian, Melisse* und *Passionsblume* beruhigen und schenken erholsamen Schlaf.

Der Angst vor dem Schmerz ein Schnippchen schlagen

Betrachtet man die Schmerzkurve, so ist am Nachmittag das Schmerzempfinden etwas herabgesetzt. Wenn

Sie schmerzempfindlich sind, lassen Sie sich einen Termin zwischen 15 und 17 Uhr geben. Betätigen Sie sich vorab sportlich, so sind Sie auch weniger schmerzempfindlich.

Hilfe aus dem Schatzkästchen der Homöopathie

- Die Angst vor der Spritze nimmt *Silicea D12.*
- Wenn Sie panische Angst vor der Injektion haben, empfiehlt es sich, von dem, was injiziert werden soll, die D6-Potenz herstellen zu lassen.
- Lampenfieber lässt sich dämpfen mit *Argentum nitricum D12.*
- Schlechte Laune verschwindet mit *Ignatia D12* oder einer einmaligen Gabe von *Ignatia D200.*
- Die Angst vor dem Ungewissen dämpft *Chamomilla D30.* Bei Kindern hilft *Chamomilla D30* gegen die akute Angst vor dem Zahnarzt. Geben Sie 10 Tropfen oder Globuli ½ Stunde vor der Behandlung (am besten im Wartezimmer).
- Ängstlichen Erwachsenen hilft *Argentum nitricum D10* oder *D30.*
- Wenn Sie einen schwachen Kreislauf haben, hilft *Aconitum D12, Helleborus niger D4, Camphora D2.*
- Bei Unruhe vor dem Zahnarzttermin nehmen Sie *Magnesium phosphoricum D10* oder *D12.*
- Bei Schlafstörungen von dem Termin hilft *Coffea D10.*

Nehmen Sie (wenn nicht anders verordnet wurde) 2-mal täglich 10 Tropfen oder Globuli. Bei akuten Ängsten empfiehlt es sich, bis zur Behandlung stündlich 10 Tropfen oder Globuli einzunehmen.

Die Angst von der Kraft der Blüten wegzaubern lassen

- Vertreiben Sie die Angst vor der Zahnbehandlung mit *Mimulus.*
- Bei panischer Angst hilft *Rock Rose* zusammen mit *Star of Bethlehem.*
- Wenn Sie Angst haben, dass die Behandlung schief laufen könnte, nehmen Sie *Gentian* und *Larch.*
- Holen Sie sich die Kontrolle über Ihre Gedanken zurück mit *Cherry Plum.*
- Stabilisieren Sie sich mit *Clematis*, wenn Sie bei Angst öfter das Gefühl haben »wegzutreten« oder das Bewusstsein zu verlieren.
- Verwandeln Sie mit *Impatiens* Ungeduld und das Gefühl der Zeitnot in Gelassenheit und Ruhe.
- Dämpfen Sie frühere negative Erfahrungen mit *Mimulus.*
- Unterdrücken Sie mit *Rock Rose* aufkommende Panikgefühle.
- Wenn Sie sich nicht entscheiden können (ob Sie beispielsweise einen Zahn ziehen lassen sollen, welchen Zahnersatz Sie sich anfertigen lassen sollen, bei welchem Zahnarzt Sie sich behandeln lassen sollen) hilft *Walnut.*

Geben Sie 1- bis 2-mal am Tag je 2 bis 3 Tropfen aus der Konzentratflasche in 1 Glas stilles Wasser.

Das innere Gleichgewicht mit Rescue Remedy stabilisieren

Die Kombination der Bach-Blüten *Star of Bethlehem, Rock Rose, Impatiens, Cherry Plum* und *Clematis* gibt es bereits (als fertige Mischung) als *Rescue Remedy* zu kaufen. Alle Arten von Angst und Stress lassen sich hiermit leichter bewältigen. Besorgen Sie sich ein kleines Fläschchen. Geben Sie 4 Tropfen aus der Konzentratflasche in 0,2 bis 0,3 Liter Wasser. Nehmen Sie dieses Fläschchen zu Ihrem Zahnarztbesuch ruhig mit. Erkundigen Sie sich nach der Wartezeit und trinken Sie den Inhalt des Fläschchens 20 Minuten vor der Behandlung innerhalb von 5 bis 10 Minuten Schluck für Schluck.

Dem Stress vor dem Zahnarztbesuch mit den Salzen des Lebens begegnen

Gegen Stress, den Zahnarztbesuche auslösen können, sowie gegen Verspannungen und Verkrampfungen hilft das Schüßlersalz Nr. 7 (*Magnesium phosphoricum*). Lassen Sie täglich 2 Tabletten langsam auf Ihrer Zunge zergehen. Beginnen Sie mit der Behandlung, sobald Ängste auftauchen, frühestens jedoch 1 Woche vor dem Termin.

Selbsthilfegruppen zur Angstbewältigung

Es gibt in Deutschland Selbsthilfegruppen zur Angstbewältigung beim Zahnarzt. Eine Adresse finden Sie im Anhang unter »Nützliche Adressen« (Seite 267).

Aphthen

siehe unter »Mund, Aphthen im«

Ausgeschlagener Milchzahn

siehe unter »Milchzahn ausgeschlagen«

Bluten im Mund

siehe unter »Verletzungen, Blutung nach«; »Zahnfleischbluten«

Brennen im Mund

siehe unter »Mund, Brennen im / Zungenbrennen«

Brücke locker

Brücken lösen sich selten unerwartet. Da eine Brücke mindestens aus 2 Kronen besteht, wird sie lange Zeit, bevor sie herausfällt, locker. So bleibt genug Zeit, um zum Zahnarzt zu gehen.

PROBLEM
Eine Brücke hat sich gelockert oder von den Pfeilerzähnen gelöst.

TIPPS

Wenn sich eine Brücke gelockert hat...

- Rufen Sie bei Ihrem Zahnarzt an und vereinbaren Sie einen Termin.
- Essen Sie keine klebrigen Speisen. Reinigen Sie den lockeren Teil der Brücke besonders gründlich.
- Verwenden Sie Zahnspülungen mit einer antibakteriellen Wirkung, etwa mit *Propolis* oder mit *Teebaumöl (höchstens* 5 Tropfen Teebaumöl auf 1 Glas lauwarmes Wasser geben).

Die Festigkeit der Brücke überprüfen

Ziehen Sie leicht an Ihrer Brücke. Lässt sie sich vielleicht ganz entfernen? Wenn Sie die gesamte Brücke herausnehmen können, dann verfahren Sie so wie unter »Krone, herausgefallene« beschrieben. Brücken sind nichts anderes als mehrere aneinander hängende Kronen.

Empfindliche Zähne

siehe unter »Zähne, Empfindlichkeit (bei Warmem, Kaltem, Süßem und Saurem)«; »Zahnhals, empfindlicher«

Empfindlicher Zahn

siehe unter »Zahn, Empfindlichkeit (auf Druck und beim Kauen)«

Entzündung im Mund

siehe unter »Abszess«; »Mund, Entzündung im«

Faulecken

siehe unter »Mundwinkel, Entzündungen in den (Faulecken, Rhagaden)«

Herausgefallener Zahn

siehe unter »Zahn ausgeschlagen«; »Zahn (mit Wurzel) von selbst herausgefallen«

Herpes labialis

siehe unter »Lippenherpes (*Herpes labialis*)«

Implantate, Probleme mit

Implantate sind künstliche Wurzeln, die im Kieferknochen verankert werden und zur Befestigung von Kronen, Brücken oder herausnehmbarem Zahnersatz dienen. Die Verträglichkeit von Implantaten ist (zurzeit noch) an eine Reihe von Voraussetzungen geknüpft: hohes Zahnpflegebewusstsein, guter Allgemeinzustand, ausreichende Menge an Kieferknochen, keine Restentzündungen in der Nähe des Implantatgebiets. Werden diese Voraussetzungen beachtet, können Implantate genauso lang und problemlos halten wie eigene Zähne. Unter Beschwerden an Implantaten versteht man Lockerungen, Schmerzen, Entzündungen. Sie erfordern immer die Behandlung durch einen Zahnarzt oder Kieferchirurgen.

PROBLEM

Das Implantat ist locker und schmerzt. Das Zahnfleisch um das Implantat herum ist entzündet.

TIPPS

Sich mit einem neuen Implantat richtig verhalten

- Meiden Sie körperliche Anstrengung (Sport, schwere Arbeiten), um die Gefahr von Nachblutungen herabzusetzen.
- Trinken Sie am Tag der Implantation keinen Alkohol oder koffeinhaltigen Kaffee. Rauchen Sie nicht.

- Putzen Sie Ihre Zähne sorgfältig. Den Bereich unmittelbar um das Implantat reinigen Sie vorsichtig mit einem Wattestäbchen.
- Essen Sie erst, wenn die Betäubung abgeklungen ist.
- Melden Sie sich, wenn Probleme auftauchen, sofort bei dem Zahnarzt, der das Implantat eingesetzt hat.

Entzündungen an Implantaten keine Chance geben

Halten Sie den unmittelbaren Bereich um das Implantat und die Schleimhaut in der Nähe sauber. Entfernen Sie regelmäßig alle bakteriellen Beläge und Speisereste mit Zahnbürste, Zahnseide, Interdentalbürste und/oder Zahnstocher.

Bei Lockerung oder unnatürlicher Beweglichkeit des Implantats gleich zum Zahnarzt gehen!

Lockere Implantate müssen nicht verloren sein.

- Oft hat sich nur die Schraube gelöst, die den Kronenteil des Implantats am Wurzelteil festhält. In so einem Fall mag die Wiederbefestigung nur 5 Minuten dauern.
- Wenn dagegen die Schraube ganz abgebrochen ist, muss eine neue Krone angefertigt werden. Die implantierte Wurzel ist davon nicht betroffen.

- Selbst wenn sich die Wurzel des Implantats gelockert hat, lässt sie sich manchmal mit Knochenmaterial wieder festigen.

Kiefer gebrochen

Bei Unfällen können nicht nur die Zähne verletzt werden, sondern auch der Kieferknochen. Anzeichen für einen Bruch des Kiefers sind starke Schmerzen, der Kiefer lässt sich kaum mehr bewegen, die Zähne passen nicht mehr aufeinander. Von außen lassen sich scharfe Kanten oder Sprünge am Kieferknochen tasten. Kieferbrüche gehören auf alle Fälle in die Hand eines erfahrenen Kieferchirurgen. Machen Sie sich *sofort* auf den Weg zur Notfallambulanz einer Zahnklinik oder eines Krankenhauses.

PROBLEM

Nach einem Unfall haben Sie starke Schmerzen, der Kiefer lässt sich kaum mehr bewegen, die Zähne passen nicht mehr aufeinander. Von außen lassen sich scharfe Kanten oder Sprünge am Kieferknochen ertasten.

Tipps

Den Kiefer kühlen

Während Ihrer Fahrt zum Krankenhaus sollten Sie den Kiefer kühlen. Das verzögert die Schwellung und erleichtert dem behandelnden Arzt die Diagnose. Geben Sie einige Eiswürfel in einen Waschlappen und ziehen Sie einen kleinen Plastikbeutel (Frühstücks- oder Gefrierbeutel) darüber oder verwenden Sie einfach ein »Kühlkissen« aus der Apotheke, das Sie für einige Zeit ins Tiefkühlfach Ihres Kühlschranks gelegt haben. Halten Sie den kühlenden Beutel auf die schmerzende Stelle.

Wenn kein Arzt auf die Schnelle erreichbar ist…

Bis Sie von einem Arzt untersucht werden, sollten Sie den Kiefer ruhig halten und stabilisieren. Schließen Sie den Mund und versuchen Sie, die Zähne in die gewohnte Stellung zu bringen. Wickeln Sie ein Tuch, einen Schal oder etwas Ähnliches um Unterkiefer und Kopf, um die Kiefer in dieser Lage zu halten.

Hilfe aus dem Schatzkästchen der Homöopathie

Ein Kieferbruch lässt sich mit Tropfen oder Tabletten nicht kurieren! Mit den Mitteln der Homöopathie unterstützen Sie lediglich die Maßnahmen Ihres Arztes.

- *Arnica D30* unterstützt die Heilung des Knochens. Nehmen Sie stündlich 10 Tropfen oder Globuli.
- *Ruta D6* unterstützt das Knochenwachstum und macht den Schmerz erträglicher. Nehmen Sie täglich 1- bis 3-mal je 10 Tropfen oder Globuli.
- *Rhus toxicodendron D30* beschleunigt die Heilung des Kiefergelenks. Nehmen Sie je 10 Tropfen oder Globuli 2-mal täglich.
- *Hypericum D6* lässt beschädigte Nerven schnell heilen. Nehmen Sie je 10 Tropfen oder Globuli 2-mal täglich.

Tees, die bei einem Kieferbruch gut tun

- *Kamille* nimmt den Schmerz und fördert die Heilung.
- *Helmkraut* heilt und wirkt entspannend.
- *Schwarzwurz* fördert die Wundheilung.

Dem Kiefer Ruhe gönnen

Je weniger Sie einen gebrochenen Kiefer bewegen, desto schneller heilt er. Ernähren Sie sich daher von Flüssigkeit und Brei. Am besten eignen sich Breie, die man durch einen dicken Strohhalm aufsaugen kann. Mischen Sie beispielsweise Babynahrung aus dem Gläschen im Verhältnis 1 zu 1 mit Wasser, geben 1 Prise Salz hinzu und trinken das Ganze. Es schmeckt unerwartet gut!

Besonderen Wert auf die Mundhygiene legen

Da Sie während der Heilungsphase die Zähne nicht putzen können, empfiehlt es sich, nach jeder Nahrungszufuhr eine milde, Bakterien beseitigende Mundspülung zu benutzen.
Mittel zum Spülen:

- Mundspülungen mit *Propolis*-Lösung (wird gewonnen aus dem Kittharz der Bienen) oder *Teebaumöl (höchstens* 5 Tropfen Teebaumöl auf 1 Glas lauwarmes Wasser) verwenden
- lauwarme Kochsalzlösung (so viel Kochsalz in 1 Glas lauwarmes Wasser geben, dass das Ganze wie eine leicht versalzene Suppe schmeckt)
- 5-prozentige Wasserstoffperoxidlösung
- alle Mundwässer, die Chlorhexamed enthalten

Kiefergelenk, Knacken im

Knacken im Kiefergelenk ist zwar meist schmerzlos, deutet jedoch auf einen Schaden am Gelenkknorpel hin. Lassen Sie sich vorsichtshalber von Ihrem Zahnarzt untersuchen. Vielleicht wird er eine Bissschiene anfertigen lassen, die Sie nachts tragen können. Beachten Sie die Ratschläge unter »Kiefergelenk, Schmerzen im« (im Anschluss) und »Zähneknirschen (Bruxismus)«.

Kiefergelenk, Schmerzen im

Dem Kiefergelenk verdanken wir die enorme Beweglichkeit unseres Mundes. Doch Stress, fehlende Zähne und schlecht sitzender Zahnersatz schaden ihm. Manchmal spüren wir bei Kiefergelenksbeschwerden einen Schmerz im Ohr, sei es beim Öffnen und Schließen oder bei Berührung des äußeren Gehörganges. Oft jedoch strahlen Erkrankungen des Kiefergelenks in den Kopf aus (Kopfschmerz) und beeinflussen die Hals- und Rückenmuskulatur (Rückenschmerzen). Kiefergelenksbeschwerden können durch schlecht sitzenden Zahnersatz oder störende Füllungen ausgelöst werden. Hier kann es ohne die Abhilfe durch einen Zahnarzt zu dauerhaften Schäden am Kauorgan kommen. Daher sollten Sie bei Schmerzen am Kiefergelenk auf alle Fälle einen Termin bei Ihrem Zahnarzt vereinbaren.

Problem

Ihr Kiefergelenk schmerzt bei jeder Bewegung des Kiefers (Essen, Gähnen, Sprechen). Oder Sie spüren es nur bei ganz bestimmten Bewegungen des Kiefers (beispielsweise bei bestimmten Kaubewegungen oder beim Gähnen).

Tipps

Die Kiefergelenke ruhig stellen

Da die häufigste Ursache für Kiefergelenksprobleme eine akute Überlastung (Knirschen, Pressen) ist, sollten Sie Ihren Kiefer bei Schmerzen ruhig stellen:

- Lassen Sie sich eine Knirscherschiene anfertigen, die Sie nachts tragen.
- Probieren Sie es tagsüber mit Kaugummi: Kauen Sie einen Kaugummi für einige Minuten, bis er richtig weich ist, schieben ihn mit der Zunge zwischen die Zähne, beißen Sie zu und lassen die Kiefer in dieser Stellung. Wichtig ist hierbei nicht, dass Sie den Kiefer gar nicht mehr bewegen. Sie können ruhig schlucken. Der Kaugummi soll Sie lediglich daran erinnern, dass Sie die Kiefer nicht unnötig gegeneinander pressen. Mit ein bisschen Aufmerksamkeit lässt sich auf diese Art das Pressen vermeiden.
- Bauen Sie Stress ab und sorgen Sie für wohlige Phasen der Entspannung.

Die Flaschenkorken-Übung

Setzen Sie sich bequem auf einen Stuhl. Rücken und Kopf sollten gerade und aufrecht sein. Nun legen sie einen Weinkorken so zwischen die vorderen Schneidezähne, dass Sie den Kiefer seitlich über den Korken rollen können (das heißt, die Längsachse zeigt nach

außen). Patienten, die eine Vollprothese tragen, können den Korken im Seitenzahnbereich platzieren (hier sollte man den Kiefer bei Bewegungen nach vorn und zurück über den Korken rollen können, das heißt, die Längsachse zeigt in den Mund hinein). Nun bewegen sie Ihren Unterkiefer nach vorn und hinten, nach rechts und links. Steuern Sie mit dem Druck Ihrer Zähne auf den Korken die Belastung Ihres Kiefergelenks und suchen Sie nach schmerzhaften Bewegungsmustern.
Diese Übung lockert das Kiefergelenk. Sie gibt Ihnen die Möglichkeit, genau die schmerzenden Kaupositionen herauszufinden. Darüber lassen sich mit dieser Methode kauempfindliche Zähne und Prothesendruckstellen gut lokalisieren. Schmerzhafte Bewegungsmuster bzw. druckempfindliche Zähne oder Prothesendruckstellen sollten Sie bei Ihrem nächsten Termin unbedingt Ihrem Zahnarzt schildern.
Beachten Sie auch die Tipps und Übungen unter Zähneknirschen (Bruxismus)«.

Dem Kiefergelenk mit der Kraft von Tees helfen

- *Dotterblume* wirkt entzündungshemmend und muskelentspannend.
- *Rotklee* (Wiesenklee) gilt als hervorragendes Blutreinigungsmittel und baut Entzündungen ab.
- *Baldrian* beruhigt.

Trinken Sie die Tees tassenweise über den Tag verteilt.

Hilfe aus dem Schatzkästchen der Homöopathie

- *Xerophyllum ab C7* reduziert akute Spannungs- und Druckgefühle im Kopf- und Halsbereich. Nehmen Sie stündlich 10 Tropfen oder Globuli.
- Muskelschmerzen im Kiefer- und Halsbereich lindert *Aconitum D30.* Nehmen Sie 1- bis 2-mal täglich 10 Tropfen oder Globuli.
- *Rhamnus californica D6* hilft bei akuten Muskelschmerzen und schmerzenden Kiefergelenken. Nehmen Sie alle 4 Stunden 10 Tropfen oder Globuli.

Den Zahnarzt auf folgende Behandlungsformen von Kiefergelenksproblemen ansprechen

- ganzheitliche Kieferorthopädie
- Muskelfunktionstherapie
- Massagen
- Zahnsanierung
- Lymphtherapie

Knirschen

siehe unter »Zähneknirschen«

Knirscherschiene, Probleme mit der

Knirscherschienen werden angefertigt, um die Schäden des nächtlichen Gegeneinanderreibens der Zähne so klein wie möglich zu halten. Sie bestehen aus Kunststoff in unterschiedlichen Härtegraden.

PROBLEM
Die Knirscherschienen drücken, sind zu locker, haben scharfe Kanten oder sind durchgebissen.

TIPPS

- Durchgebissene Knirscherschienen, Schienen, die zu locker sind oder drücken, können Sie nicht selbst reparieren. Lassen Sie sich von Ihrem Zahnarzt eine neue anfertigen.
- Scharfe Kanten an Knirscherschienen lassen sich mit einer Nagelfeile glätten.
- Abstehende Kunststofffahnen können Sie mit einer Nagelschere abschneiden und mit einer Nagelfeile glätten.

Krone, provisorische – herausgefallen

siehe unter »Krone locker oder herausgefallen«

Krone, Sprung in einer

Sprünge in Kronen oder Brücken, die auf Herstellungsfehlern beruhen, treten meist bereits in den ersten Tagen nach dem Eingliedern auf. Da haben Sie noch Garantie. Wenden Sie sich vertrauensvoll an Ihren Zahnarzt. Bei oberflächlichen Sprüngen oder wenn etwas abgeplatzt ist, reicht es gewöhnlich, wenn der Zahnarzt die Stelle glatt schleift und poliert. Tiefere Defekte können mit Kunststoff oder speziellen Keramik-Reparaturmassen wieder in Ordnung gebracht werden. Sichtbare Defekte erfordern oft eine Neuanfertigung der Krone oder Brücke. Ein Trost: Die meisten weißen Kronen bestehen innen aus Metall. Das weiße Material ist nur ein Überzug. Sie brauchen daher keine Angst vor Schmerzen zu haben, wenn Ihnen ein Stück von der Krone abplatzt.

PROBLEM
Sie spüren mit der Zunge einen Riss oder Sprung in der künstlichen Krone.

TIPP

Gehen Sie zum Zahnarzt!

Ihr Zahnarzt wird die scharfe Kante glätten und Bruchstellen reparieren.

Krone locker oder herausgefallen

Die Bezeichnung »Krone« ist etwas verwirrend. Einerseits beschreibt sie den in den Mund ragenden Teil des Zahns (der eben aus Zahnwurzel, Zahnhals und Zahnkrone besteht – siehe Abbildung 1, Seite 18). Andererseits versteht man unter »Krone« einen meist metallenen, manchmal mit weißem Kunststoff oder Porzellan verblendeten Überzug über den über das Zahnfleisch ragenden Teil des Zahns. Und darum soll es jetzt gehen: Solche Kronen werden mit einem speziellen Mittel auf den Zahnstumpf zementiert. Wenn dieses Mittel mürbe wird oder der Zahnstumpf beim Zementieren der Krone nicht richtig trocken war, kann sich die Krone lösen. Ist der Zahnstumpf in Ordnung, so kann die herausgefallene Krone vom Zahnarzt mühelos wieder eingesetzt werden. Probleme gibt es nur, wenn der Zahn unter der Krone verfault ist oder wenn große Teile des Zahns zusammen mit der Krone herausgebrochen sind und jetzt in der Krone stecken. Ein bereits einmal überkronter Zahn sollte nicht länger als 1 bis 2 Tage ohne Schutz bleiben, da sonst sein Gegenspieler im Ober- bzw. Unterkiefer länger wird. Lassen Sie sich von Ihrem Zahnarzt zumindest ein Provisorium anfertigen.

PROBLEM

Eine Krone hat sich gelockert oder vom Zahn gelöst.

Tipps

Herausgefallene Kronen provisorisch wieder befestigen

Der nackte Stumpf unter der Krone sieht nicht sehr ansehnlich aus. Behelfen Sie sich bis zu Ihrem Termin beim Zahnarzt mit Prothesenkleber oder Zahncreme (oder gehen Sie in eine Zahnklinik in Ihrer Nähe: hier wird man auch erste Hilfe leisten). Füllen Sie Prothesenkleber in die Krone und stecken die Krone zurück auf den Zahn. Überschüssigen Kleber können Sie mit einem Taschentuch entfernen. Der Prothesenkleber wird nicht hart, sondern nur zähplastisch, ähnlich wie ein frisch gekauter Kaugummi. Meist hält er die Krone sicher auf dem Zahn und Sie können wieder lächeln und Freude zeigen. Das Gleiche funktioniert auch mit Zahncreme. Jedoch wäscht sich Zahncreme sehr schnell durch den Speichel aus, sodass hier öfter nachgeklebt werden muss.

Wenn die Krone verschluckt wurde, heißt es »Gold waschen«

Wenn Sie bemerken, dass Sie gerade eben (etwa beim Essen) eine Krone verschluckt haben, sollten Sie versuchen zu erbrechen. Tun Sie das über dem Waschbecken mit geschlossenem Wasserablauf. In der Toilette könnte die Krone auf Nimmerwiedersehen verschwinden. Wenn Sie nicht erbrechen können oder wollen,

sollten Sie zunächst den Geschehnissen ihren Lauf lassen: Eine verschluckte Krone wandert durch Ihren Verdauungskanal und erscheint spätestens nach 3 bis 5 Tagen an dessen Ende...
Vorsicht! Wenn Sie die Krone nicht in Ihrem Stuhl entdecken, könnte sie sich noch in Ihrem Körper befinden. Ihr Arzt wird eine Röntgenaufnahme machen. In der Zwischenzeit lassen Sie sich eine provisorische Krone einsetzen.

Extrem klebrige Speisen meiden

Wenn Sie eine Krone provisorisch eingesetzt haben, sollten Sie klebrige Nahrungsmittel meiden, also keine Gummibärchen und Karamellbonbons essen und keinen Kaugummi kauen.

Siehe auch unter »Zahnkrone abgebrochen (Wurzel noch im Kiefer)«.

Lippen, aufgesprungene

Unsere Lippen haben keine Fett- oder Talgdrüsen. Sind die Lippen trocken und aufgesprungen, dann bessern sich die Beschwerden nicht, wenn wir sie ablecken. Besonders bei trockenem und kaltem Winterwetter platzen sie leicht auf. Ursachen dafür sind außerdem zu lange und häufige Sonnenbestrahlung, schlecht passender Zahnersatz, Lecken, Beißen und Saugen an den Lippen. Auch ein Mangel an Vitamin B2 (Riboflavin) lässt unsere Lippen empfindlich werden.

PROBLEM
Die Lippen sind rau, aufgesprungen und schmerzen.

TIPPS

Den trockenen Lippen Fett geben

Verwenden Sie Für trockene Lippen einen Fettstift. Wenn Sie keinen zur Hand haben, gehen auch Vaseline, Butter oder ein gutes biologisches Speiseöl (besonders geeignet ist Weizenkeimöl, das sehr viel Vitamin E enthält!). Sehr gut eignet sich Vitamin E (Vitamin E ist ein Öl!). Beißen Sie 1 Kapsel auf und verreiben Sie das Öl auf Ihren Lippen. Auch *Aloe vera* als Gel hilft Ihren Lippen. Streichen Sie damit die Lippen ein, wenn Sie das Gefühl haben, dass sie trocken sind. Sollten Cremes Ihnen keine Linderung für Ihre trockenen und rissigen Lippen bringen, versuchen Sie es 2 Wochen lang mit der täglichen Einnahme von 100 Milligramm Vitamin B2 (Riboflavin).

Hilfe aus dem Schatzkästchen der Homöopathie

- *Natrium muriaticum D30* heilt trockene Lippen und entzündete Mundwinkel. Nehmen Sie täglich 1-mal 10 Tropfen oder Globuli.

- *Aurum D30* beseitigt Lippenbrennen. Nehmen Sie täglich 1-mal 10 Tropfen oder Globuli.
- *Antimonium crudum D6* macht trockene, aufgesprungene Lippen wieder geschmeidig. Nehmen Sie 2- bis 3-mal täglich 10 Tropfen oder Globuli.

Die Lippen nachhaltig schützen

- Lassen Sie keine extreme Kälte oder Hitze an Ihre Lippen.
- Setzen Sie Ihre Lippen nie ohne spezielle Lippen-Sonnencreme (Sun-Blocker) der Sonne aus.
- Beißen Sie nicht auf Ihren Lippen herum. Wenn Sie nervös sind, kauen Sie ein zuckerfreies Kaugummi.
- Verzichten Sie auf scharfe aggressive Zahncremes.
- Erhöhen Sie Ihre Flüssigkeitszufuhr. Trinken Sie viel Wasser.
- Halten Sie sich mit stark gewürzten Speisen zurück.

Lippenherpes (*Herpes labialis*)

Lippenherpes ist eine virale Erkrankung, die vom *Herpes simplex*-Virus herrührt. Etwa 80 Prozent der deutschen Bevölkerung tragen diesen Virus in sich. Herpesbläschen jucken und brennen. Sie treten an der Haut in der Nähe des Mundes auf. Ausgelöst werden kann ein akuter Herpesschub durch eine Reihe von Reizen – etwa durch Sonne, Stress, scharfe Gewürze, Zucker, Trauer. Selten kommt ein Herpesschub unerwartet. Meist spüren Sie einige Zeit vor dem Auftreten der Bläschen ein Jucken. Das bedeutet allerdings nicht, dass Sie sich vor kurzem erst angesteckt haben, die Viren wurden durch die beschriebenen Auslöser lediglich aus ihren Verstecken in den Knoten der Gesichtsnerven gelockt und sind bis zur Haut gewandert, wo sie die Entzündung hervorgerufen haben.

PROBLEM

Sie spüren, dass ein akuter Herpesschub »im Anmarsch ist«. Es brennt, drückt und juckt oder die Bläschen sind bereits da.

TIPPS

Den Herpes nicht reizen

Meiden Sie während einer akuten Herpesentzündung scharfe, saure und süße Speisen.

Hilfe aus dem Schatzkästchen der Homöopathie

- *Herpes simplex D10* hilft bei akuten Herpesentzündungen. Nehmen Sie 1- bis 2-mal täglich 10 Globuli.
- *Capsicum D6* lindert die Schmerzen. Nehmen Sie 1- bis 3-mal täglich 10 Tropfen oder Globuli.
- *Natrium muriaticum D30* lässt Blutgefäße schneller heilen. Nehmen Sie 1- bis 3-mal täglich 10 Tropfen oder Globuli.

- *Rhus toxicodendron D30* lässt Fieberbläschen heilen und lindert Schmerzen. Nehmen Sie 1- bis 3-mal täglich 10 Tropfen oder Globuli.

Sich von der Natur helfen lassen

- *Sonnenröschen, Propolis* oder *Teebaumöl* (höchstens 5 Tropfen auf 1 Glas lauwarmes Wasser) als Mundspüllösung lindern die Schmerzen, wenn die Herpesgeschwüre nahe am Mundwinkel sind.
- *Alfalfa*tee beschleunigt die Heilung und reinigt das Blut. Trinken Sie 2 bis 3 Tassen über den Tag verteilt.
- *Katzenminze*tee beruhigt das Nervensystem und begünstigt die Heilung. Trinken Sie einige Tassen über den Tag verteilt.

Die Ernährung umstellen

- Essen Sie viel Knoblauch. Knoblauch stärkt das Immunsystem und kann eine Herpeserkrankung verkürzen. Wenn Sie der Geruch stört, versuchen Sie es mit geruchsfreien Kapseln.
- Ernähren Sie sich Vitamin-C-reich. Das stärkt das Immunsystem.
- Nehmen Sie Betacarotin zu sich. Betacarotin hilft der vom Herpes zerstörten Haut, wieder zu heilen.

Loch im Zahn

siehe unter »Zahn, Loch im«

Lockere Brücke

siehe unter »Brücke locker«

Lockere Krone

siehe unter »Krone locker oder herausgefallen«

Lockere Prothese

siehe unter »Prothese locker«

Lockerer Milchzahn

siehe unter »Milchzahn locker (Beschwerden beim Durchbruch der bleibenden Zähne)«

Lockerer Zahn

siehe unter »Zahn locker (nach Gewalteinwirkung, beispielsweise nach einem Unfall oder einem Schlag)«; »Zahn locker (schon seit längerer Zeit)«

Milchzahn ausgeschlagen

Ausgeschlagene Milchzähne werden nicht wieder eingepflanzt. Da alle Milchzähne zwischen dem sechsten und dreizehnten

Lebensjahr durch bleibende Zähne ersetzt werden, überwiegen die Nachteile einer möglichen Infektion die Vorteile der zeitlich nur noch kurzen Resttragedauer.

PROBLEM
Ihr Kind hat sich einen Milchzahn ausgeschlagen. Blut läuft aus dem Mund.

TIPPS

An andere Verletzungen denken!

Wenn sich Ihr Kind einen Milchzahn ausgeschlagen hat, könnten auch andere Verletzungen vorliegen. Kontrollieren Sie insbesondere Lippen, Nase und Stirn auf Verletzungen. Unter den Milchzähnen befinden sich bereits die bleibenden Zähne. Wenn der Schlag oder Stoß den Milchzahn in den Knochen hineingedrückt hat, ist dieser möglicherweise beschädigt. Nur Ihr Zahnarzt kann Ihnen sagen, mit welcher Wahrscheinlichkeit so ein Schaden eintreten wird.
Orientieren Sie sich auch an den Ratschlägen unter »Zahnschmerzen (allgemein)« und »Zahnschmerzen, starke, pulsierende«.

Milchzahn gebrochen

Wenn Kinder einen Unfall haben, sind häufig die Milchzähne im Schneidezahnbereich betroffen.

PROBLEM
Ihr Kind hat sich einen Milchzahn abgebrochen.

TIPPS

- Wenn nur kleine Stückchen fehlen und das Kind nicht über Schmerzen klagt, können Sie den Zahn so lassen. Kümmern Sie sich zunächst um eine eventuell vorhandene Blutung. Kontrollieren Sie Wangen und Zunge.
- Stören die scharfen Kanten, so vereinbaren Sie einen Termin beim Zahnarzt. Dieser wird den Zahn glatt schleifen.
- Klagt das Kind über Schmerzen, dann sollten Sie sofort zum Zahnarzt gehen. Ob ein gebrochener Milchzahn gezogen wird oder ob man ihn lieber im Mund lässt hängt unter anderem vom Alter des Kindes ab. Einen Milchzahn, der bereits locker ist und bald dem bleibenden Zahn Platz machen wird, kann man durchaus entfernen.

Milchzahn locker

Etwa ab dem sechsten Lebensjahr werden die Milchzähne locker und machen den bleibenden Zähnen Platz. Die im Kiefer wachsenden bleibenden Zähne drücken von unten gegen die Wurzel des jeweiligen Milchzahns und lösen diese nach und nach auf.

Problem

Ein Milchzähnchen wackelt. Es ist zwar schon sehr locker, will jedoch nicht herausfallen. Die Bewegung des Zähnchens schmerzt. Eventuell blutet das Zahnfleisch. Das Kind weint, will nicht essen und schläft nachts nicht.

Tipps

- Die Lockerung eines Milchzahns ist etwas ganz Natürliches. Lassen Sie – wenn möglich – der Natur ihren Lauf.
- Lindern Sie geringe Schmerzen mit einer Zahnfleischcreme mit schmerzstillendem Faktor (gibt es rezeptfrei in Apotheken!).
- Bei starken Schmerzen können Sie den Zahnwechsel vielleicht beschleunigen: Versuchen Sie den lockeren Milchzahn herauszuziehen. Wenn Sie die Stelle zuvor mit einer schmerzstillenden Zahnfleischcreme eingestrichen haben, tut es fast gar nicht weh.
- Auch wenn ein bleibender Zahn an einer Stelle im Mund durchbricht, an der zuvor kein Milchzahn stand (im Backenzahnbereich), kann es wegen der Spannung in der Schleimhaut zu Schmerzen kommen. Bestreichen Sie das über einem durchbrechenden Zahn gespannte und schmerzende Zahnfleisch mit einer schmerzstillenden Zahnfleischcreme. Es gibt auch Cremes speziell für Zahndurchbruchsbeschwerden.

Lindern Sie den Schmerz beim Durchbruch der Zähne mit dem Zauber der Bach-Blüten

- *Scleranthus* wirkt, wenn das Kind durch die Zahnprobleme sehr abgelenkt ist und sich nicht auf andere Dinge konzentrieren kann.
- *Aspen* und *Mimulus* sind angezeigt, wenn das Kind Angst vor dem Verlust des Milchzahns oder vor dem Zahnarzt hat.
- *Holly* und *Impatiens* gibt man bei Ungeduld des Kindes – zum Beispiel wenn es den lockeren Milchzahn möglichst schnell draußen haben möchte und andauernd mit den Fingern daran herumspielt.
- Und natürlich die *Rescue-Remedy*-Tropfen, wenn das Kind Panik vor dem Besuch beim Zahnarzt hat.

Zur Dosierung und Hinnahme der Bach-Blüten siehe Seiten 53 ff.
Siehe auch unter »Zahnschmerzen und Zahnen (bei Kindern und Kleinkindern)«. Hier finden Sie eine Auswahl von Homöopathika, die Ihrem Kind auch beim Durchbruch der bleibenden Zähne helfen.

Mund, Aphthen im

Aphthen sind kleine gelblich-weiße, runde oder ovale Entzündungen an der Mundschleimhaut, meist an den Seiten der Zunge oder darunter. Auch am Gaumen lassen sie sich gern nieder. Sie sind harmlos, können aber äußerst weh tun. Oft sind sie von einem roten Hof umgeben. Im Vergleich zu ihrer Größe schmerzen Aphthen bei Berührung extrem stark. Essen, Sprechen und Schlucken können zur Qual werden. Eine Aphthe braucht zur Heilung bis zu 10 Tage.

PROBLEM

Sie haben einen kleinen roten Fleck an der Schleimhaut, der plötzlich gekommen ist, sehr weh tut und Probleme beim Essen verursacht.

TIPPS

Die Schleimhaut nicht reizen!

Halten Sie sich zurück mit scharf gewürzten Speisen. Meiden Sie Pfeffer, Paprika, Curry, Essig und Zitronensaft. Das könnte die Entzündung verstärken. Fassen Sie sich nicht mit schmutzigen Fingern in den Mund und berühren Sie Ihre Schleimhaut nicht mit spitzen Metallgegenständen.

Die Mundschleimhaut beruhigen

- Spülen Sie mit *Salbeitee.* Salbeitee verengt die Blutgefäße und lindert kurzfristig die Beschwerden.
- Kauen Sie *Gewürznelken.* Gewürznelken setzen ätherische Öle frei, die den Speichelfluss anregen und die Empfindlichkeit der Schleimhaut herabsetzen.
- Spülen Sie den Mund mit einer *Propolis-* (hierbei

handelt es sich um das Kittharz der Bienen) oder *Teebaumöl*-Lösung (höchstens 5 Tropfen Teebaumöl auf 1 Glas lauwarmes Wasser geben!). Beides wirkt keimtötend und entzündungshemmend.

Den Aphthenschmerz sofort beseitigen

Wenn es die Lage der Aphthe erlaubt, können Sie ein Stückchen Watte festklemmen, das Sie mit einer frei verkäuflichen schmerzstillenden Zahnfleischcreme (aus der Apotheke) tränken. Gute Stellen zum Festklemmen sind die Umschlagsfalten (der Bereich zwischen Zahnreihe und Wange) und der Zungenboden. Meist vergehen die Schmerzen bereits nach wenigen Minuten. Zum Essen entfernen Sie die mit Creme getränkte Watte, und (wenn Sie sich mit dem Essen beeilen) dann können Sie eine neue cremegetränkte Watte einlegen, bevor der Schmerz wieder auftaucht. Dazu haben Sie etwa 10 Minuten Zeit.

Es gibt auch Hafttabletten gegen den Aphthenschmerz, die zielgenau auf der schmerzenden Stelle platziert werden können. Die Tabletten bilden einen gelartigen Film und schützen die Entzündung über längere Zeit vor Nahrungseinflüssen und Speichel. Die »Hafttabletten zur Behandlung von Aphthen« gibt es rezeptfrei in der Apotheke.

Ein prima Wundverband für Aphthen

Mit Haftpulver (zum Halt von Prothesen) können Sie

die empfindliche Wunde an der Schleimhaut gut schützen. Trocknen Sie die Aphthe durch Abtupfen mit Watte oder mit einem Taschentuch. Nehmen Sie dann ein Wattestäbchen, befeuchten Sie es mit Speichel, tauchen Sie es in das Haftpulver und bringen Sie das Haftpulver auf die entzündete Stelle. Es klebt an der Aphthe (was eine Zahnfleischcreme normalerweise nicht tut) und schützt die empfindliche Stelle vor weiteren Reizen.

Hilfe aus dem Schatzkästchen der Homöopathie

- Bei eitrigen Entzündungen (mit Schwellungen der örtlichen Lymphknoten) hilft *Mercurius solubilis D12.*
- Bei Geschwüren an der Schleimhaut nehmen Sie *Mercurius dulcis D12.*
- Schwellungen des Zahnfleischs mit stechenden Schmerzen lindern Sie mit *Apis D12.*
- Schmerzen bei Berührung dämpft *Borax D4.*
- Zur Linderung starker brennender Schmerzen eignen sich *Acidum sulfuricum D12* oder *Acidum nitricum D12.*
- Wenn immer wieder neue Aphthen auftreten, kann Ihnen *Carbo vegetabilis D12* langfristige Linderung verschaffen.

Nehmen Sie bei akuten Schmerzen stündlich 10 Globuli oder Tropfen.

Mund, Brennen im / Zungenbrennen

Ständige Missempfindungen im Mund können einen hohen Leidensdruck ausüben, insbesondere, wenn die Ursache nicht so schnell (oder gar nicht) gefunden wird. Vielfach werden Missempfindungen als Zungenbrennen beschrieben, ohne dass auf den ersten Blick eine Entzündung der Zunge zu erkennen wäre.

Zungenbrennen ist oft ein Hinweis auf einen Diabetes, eine HIV-Infektion oder eine Depression. Fast die Hälfte der Fälle lassen sich jedoch auf einen Mangel an Vitaminen des B-Komplexes zurückführen. Bei einem Vitamin-B6-Mangel stellt sich neben dem Zungenbrennen auch eine Entzündung der Haut im Bereich von Nase und Augen ein. Ein Vitamin-B2-Mangel liegt oft bei älteren Menschen vor, aber auch bei jungen Frauen, die die Pille nehmen. Vitamin-B1 fehlt häufig in der Schwangerschaft und bei einer Alkoholerkrankung.

Problem

Sie spüren ein ständiges Brennen auf Ihre Zunge und/oder am Gaumen, ohne dass ein konkreter Anlass (etwa eine scharfe Zahnkante oder raue Prothesenränder) zu erkennen wäre.

Tipps

Die sensible Schleimhaut Ihrer Zunge schonen

- Essen Sie salzarm.

- Verzichten Sie auf saure Nahrungsmittel wie Zitronen, Essiggurken, Limonaden und Fruchtsäfte.
- Meiden Sie scharfe Gewürze wie Paprika, Pfeffer und Curry.
- Stellen Sie das Rauchen ein.
- Meiden Sie »harte Drinks«.

Sich auf eine der folgenden Erkrankungen untersuchen lassen:

- Allergien
- Diabetes
- Vitamin-B-Mangel
- Eisenmangel

Vom Zahnarzt Zähne und Zahnersatz untersuchen lassen

Auf Folgendes wird Ihr Zahnarzt bei der Untersuchung achten:

- Haben Sie an den Zähnen oder am Zahnersatz scharfe Kanten, die an der Zunge oder Wange reiben?
- Treten in Ihrem Mund elektrische Spannungen auf? Der Verdacht auf Spannungen liegt nahe, wenn verschiedenartige Metalle (Amalgam, Kronen verschiedenster Herkunft) vorkommen. (Lassen Sie größere Brücken auf Lötstellen überprüfen. Fragen Sie Ihren Zahnarzt danach, aus welchen Materialien Ihre

Kronen und Brücken gemacht sind und welche Stoffe darin enthalten sind.)
- Wie sieht es mit der Sauberkeit Ihrer Prothese aus? Welches Prothesenreinigungsmittel benutzen Sie? Aus welchen Materialien wurde die Prothese angefertigt?
- Welchen pH-Wert hat Ihr Speichel? Ein sauerer Speichel reizt die Zungenschleimhaut.
- Liegt eine Pilzerkrankung vor? (Lassen Sie einen Abstrich machen.)

Hilfe aus dem Schatzkästchen der Homöopathie

- *Acidum formicium D12* hilft gegen Brennen im Mund. Nehmen Sie 1- bis 2-mal täglich 10 Tropfen oder Globuli.
- *Arsenicum album D6* beseitigt das Gefühl der Trockenheit und lindert das Brennen. Nehmen Sie einmal täglich 10 Tropfen oder Globuli.
- *Ignatia D6* verbessert die Funktion der Geschmacksknospen. Nehmen Sie 2-mal täglich 10 Tropfen oder Globuli.
- Bei Brennen am Gaumen hilft *Belladonna D6.* Nehmen Sie 2-mal täglich 10 Tropfen oder Globuli.

Das Zungenbrennen mit Hilfe von Mutter Natur stillen

Brauen Sie sich einen Tee aus gleichen Anteilen von

Alfalfa, Klette und *rotem Klee.* Wenn Sie wollen, können Sie sich den Geschmack mit Milch verfeinern. Trinken Sie den Tee tassenweise über den Tag verteilt.

Mund, Entzündungen im

Entzündetes Zahnfleisch hat meist mehr als nur eine Ursache. Neben Stoffwechselstörungen, lokalen Faktoren (wie abstehenden Füllungsrändern, schlechten Zähnen und alten Kronen) und psychischen Problemen spielt bei Zahnfleischentzündungen die falsche Pflege eine Hauptrolle. Das ist Ihre Chance! Egal, welche Ursache Ihre Zahnfleischentzündung hat, Sie können mit der richtigen Pflege Ihr Zahnfleisch sehr viel gesünder machen!

Wenn Zahnfleischentzündungen trotz aller Reinigungsbemühungen länger als 2 Wochen anhalten, sollten Sie einen Termin bei Ihrem Zahnarzt vereinbaren.

Zahnfleischentzündungen führen zu Herzkreislauferkrankungen und Frühgeburten.

Parodontitis (Entzündung des Zahnfleisches) ist nach dem 35. Lebensjahr die Hauptursache für Zahnverlust. Der Ausgangspunkt für die Zerstörung des Zahnhalteapparates ist ein Bakterienfilm, der sich unterhalb des Zahnfleisches entwickelt. Diese anaeroben Keime bilden giftige Stoffwechselprodukte. Ihr Hauptkeim (Porhyromonas gingivalis) besitzt die Fähigkeit, sich der körpereigenen Abwehr durch einen so genannten Maskierungseffekt zu entziehen. Gelangt dieser Keim in die Blutbahn, kann er zu Schäden an den Herzklappen, dem Herzmuskel und den Blutgefäßen führen. Daher stellen Erkrankungen des Mundes eine ernste Gefahr für den ganzen Körper dar. Bei einer bestehenden Parodontitis verdoppelt sich das Risiko für Arteriosklerose, Herzinfarkt und Schlaganfall. Das Risiko für eine Früh- oder Fehlgeburt erhöht sich um das 7,5-fache.

PROBLEM

Das Zahnfleisch ist gerötet, geschwollen und blutet bei Berührung. Mundgeruch ist vorhanden.

TIPPS

Entzündetes Zahnfleisch mit Honig und Bienenwachs kurieren

Die Heilwirkung des Honigs ist unbestritten. Honig tötet Mikroben. Im Honig enthaltenes Biotin, Vitamin C und Vitamin K hemmen das Bakterienwachstum. Acetylcholin und die im Honig vorkommenden Wachstumshormone regen die Heilung an. Die Anwendung ist einfach: Gründlich Zähne putzen, 1 Teelöffel Honig langsam im Mund zergehen lassen und mit der Zunge das erkrankte Zahnfleisch vorsichtig massieren.
Vorsicht! Wenn Sie Löcher in den Zähnen haben oder Ihre Zähne auf Süßes mit Schmerz reagieren, sollten Sie diese Methode nicht anwenden. Für Diabetiker ist sie ebenfalls nicht geeignet.
Achtung! Verwenden Sie nur Honig bester Qualität (kalt geschleudert) und am besten aus dem Naturkostladen, dem Reformhaus oder vom Imker direkt.

Einen provisorischen Wundverband können Sie aus dünnen Bienenwachsplatten (beim Imker erhältlich) machen.* So stellen Sie Ihre Bienenwachsplatten selbst her: Bienenwachs im Wasserbad erhitzen, bis es knetbar wird, und dann zwischen Backpapier mit der Teigrolle auswälzen. Kauen Sie das Bienenwachs außerdem. Wenn Sie bei Zahnfleischentzündungen täglich mehrmals ein Stück Bienenwachs kauen, machen Sie Mikroben das Leben schwer.

Zahnfleischentzündungen mit Zahnfleischcremes kurieren

Besorgen Sie sich eine der zahlreichen rezeptfreien Zahnfleischcremes. Massieren Sie damit das entzündete Zahnfleisch. Sie können sich mit der Creme sogar die Zähne putzen. Manche Zahnfleischcremes haben außerdem einen schmerzstillenden Effekt.

Den Mund mit Sonnenblumenöl spülen

Sonnenblumenöl enthält sehr viel Vitamin C, es bindet Giftstoffe und Bakterien. Nehmen Sie morgens direkt nach dem Aufstehen 1 Esslöffel Sonnenblumenöl in den Mund und bewegen Sie das Öl etwa 15 Minuten im Mund hin und her. Wenn es weißlich wird und anfängt, bitter zu schmecken, spucken Sie es aus und spülen den Mund mit warmem Wasser nach.

* Prof. Dr. med. dent Werner Becker: »Honigprodukte in der Zahnheilkunde?«, in: *Ganzheitliche Zahnheilkunde in der Praxis*, Teil 6, Kapitel 8, S. 2f.

Verwenden Sie stets kalt gepresstes Öl in Bio-Qualität.

Das Abwehrsystem stützen

Helfen Sie Ihrem Zahnfleisch gesund zu werden, indem Sie Ihre Körperabwehr stärken:

- Ernähren Sie sich gesund und vitaminreich. Wenn möglich nehmen Sie zusätzlich Antioxidantien zu sich: Optimal sind täglich 1500 Milligramm Vitamin C, 400 IE Vitamin E und 0,1 Milligramm Selen.
- Schlafen Sie ausreichend. Trinken Sie Alkohol nur in Maßen. Verzichten Sie auf Zigaretten.
- Essen Sie viel Knoblauch. Er macht den Bakterien das Leben schwer. Wenn Sie den Geruch nicht mögen, nehmen Sie den Wirkstoff in Form von Tabletten ein (3-mal täglich 2 Tabletten – 250 Milligramm).

Das Zahnfleisch mit Kräuterauszügen gesund spülen

- *Anis* kräftigt die Schleimhäute von Mund und Magen.
- *Eucalyptus* (etwa in Form eines zuckerfreien Bonbons) kann bei entzündetem Zahnfleisch kurzfristig helfen.
- *Hopfen* als Tee zubereitet eignet sich gut zur Mundspülung. Er erhöht die Blutzirkulation im Mund und beruhigt Sie.
- *Sarsaparille* (Sarsaparillwurzel) eignet sich als Tee

zur Fiebersenkung. Trinken Sie 2 bis 3 Tassen über den Tag verteilt.

- *Süßholz* und die daraus bereitete Lakritze (*Succus Liquiritiae*) wird zwar vor allem gegen Gastritis und Magengeschwüre eingenommen, wirkt aber auch an der Mundschleimhaut entzündungshemmend. Mit zuckerfreien Lakritzbonbons können Sie die Inhaltsstoffe des Süßholzes (deren wichtigster, das Glycyrrhizin, 50-mal süßer ist als Zucker) lange im Mund halten und so den Erregern von Zahnfleischentzündungen das Leben schwer machen.

Hilfe aus dem Schatzkästchen der Homöopathie

- Bei Entzündungen im Mund hilft *Hepar sulfuris D8* oder *D10*. Nehmen Sie jede Stunde 10 Tropfen oder Globuli.
- *Belladonna D30* hilft gegen Schmerzen und Fieber. Wenn Ihre Entzündung akut ist, nehmen Sie stündlich 10 Tropfen oder Globuli.
- *Mercurius cyanatus D6* hilft Ihnen, wenn Ihre Speicheldrüsen entzündet sind. Nehmen Sie 3-mal täglich 10 Tropfen oder Globuli.
- Bei Entzündungen der Schleimhaut helfen *Capsicum D4*, *Calcaria usta D4* oder *Cantharis D6*. Nehmen Sie stündlich 10 Tropfen oder Globuli.

Sich von der Kraft der Blüten helfen lassen

- Wenn Sie das Gefühl haben, dass Ihnen die Zeit für eine gründliche Mundhygiene fehlt, schenkt Ihnen *Impatiens* ein neues Gefühl für das wirklich Wichtige.
- Wenn trotz sauberer Zähne und Behandlung durch den Zahnarzt die Entzündungen des Zahnfleischs und Zahnhalteapparats nicht vergehen wollen, helfen Ihnen *Gentian, Gorse* und *Cerato* durchzuhalten.

Zur Dosierung und Einnahme der Bach-Blüten siehe Seiten 53 ff.

Mund, Pilzerkrankungen (Mykosen) im

Pilze lieben es feucht und warm. Daher finden sich Pilzerkrankungen am häufigsten im Verdauungstrakt, im Genitalbereich oder an anderen feuchten Körperstellen, beispielsweise zwischen den Zehen. Bei Pilzerkrankungen des Mundes spricht man von »Soor«. Hefepilze sind auf unseren Schleimhäuten immer vorhanden. Sehr vermehren können sie sich, wenn die Abwehrkräfte nachlassen, etwa bei einer anderen Erkrankung oder Stress oder wenn ein Medikament die anderen auf den Schleimhäuten wachsenden Mikroorganismen reduziert, zum Beispiel bei einer zeitlich langen Einnahme von Antibiotika. Die Diagnose von Pilzerkrankungen im Mund ist für den Laien schwierig und gehört in den Aufgabenbereich eines Hausarztes oder Zahnarztes. Meist erkennt man eine Pilzinfektion im Mund daran, dass die Schleimhaut gerötet ist und brennt.

PROBLEM

Sie spüren ein Brennen im Mund. Die Schleimhaut ist wund und gerötet.

TIPPS

Hilfe aus dem Schatzkästchen der Homöopathie

- Bei Pilzerkrankungen in der Mundhöhle empfiehlt sich die Gabe von *Borax D3* oder *D6.* Nehmen Sie 3-mal täglich 10 Tropfen.
- *Kalium chloratum D6* hilft, wenn Pilze im Zusammenhang mit Prothesendruckstellen auftreten. Nehmen Sie 10 Tropfen jede Stunde.

Vorsicht! Nehmen Sie bei Pilzerkrankungen im Mund Ihre Homöopathika nicht in Form von Globuli oder Tabletten. Diese enthalten Zucker und fördern so das Wachstum von Hefepilzen.

Pilzen im Mund mit Tees und Spülungen das Leben schwer machen

- *Alfalfa* stärkt das Abwehrsystem des Mundes.
- Sud von der *Dotterblume* als Mundspüllösung heilt einen entzündeten Gaumen.
- *Salbei* wirkt antiseptisch.

Machen Sie jeweils eine Thermoskanne Tee und spülen

Sie über den Tag verteilt mehrere Male mit jeweils etwa ½ Tasse Tee.

- *Propolis* (das Kittharz der Bienen als Granulat mehrmals am Tag langsam kauen oder als Mundspüllösung verwenden) und *Teebaumöl*-Lösung (5 Tropfen auf 1 Glas lauwarmes Wasser) sind sehr wirksam bei Pilzinfektionen.

Das Immunsystem stärken

- Versorgen Sie Ihren Körper ausreichend mit Vitaminen.
- Sorgen Sie für genügend Schlaf.
- Bauen Sie Stress ab.

Den Zuckerkonsum reduzieren

Pilze lieben es süß. Je zuckerreicher Sie essen, desto wohler fühlen sich Pilze bei Ihnen.

Mund, Schwellung im

Sie sollten jede Schwellung im Gesicht ernst nehmen. Abgesehen von Lymphstauungen (beispielsweise morgendliche Schwellungen rund um die Augen) und verstopften Speicheldrüsen steht hinter jeder Schwellung im Mund oder an den Wangen eine Entzündung oder eine Allergie. Lassen Sie sich auf alle Fälle von einem Zahnarzt untersuchen. Es gibt im Mundbereich auch lebensbedrohliche Schwellungen, so kann etwa die Atmung durch die Schwellung behindert werden. Denken Sie insbesondere an die Möglichkeit einer Allergie.

PROBLEM

Sie haben eine Schwellung am Gaumen, am Zahnfleischrand, unter der Zunge oder an der Wange.

TIPPS

Keine Sorgen bei kleinen abgegrenzten Schwellungen während des Essens!

Wenn während des Essens, meist am Gaumen oder über den Mahlzähnen, kleine feste Schwellungen entstehen, brauchen Sie sich keine Sorgen zu machen. Es handelt sich um kleine Speicheldrüsen, in denen gerade die Speichelproduktion auf Hochtouren läuft und deren Ausgang eng ist. Die Schwellung vergeht fast immer von selbst nach kurzer Zeit.

Wenn die großen Speicheldrüsen anschwellen, an eine Entzündung denken

Schmerzhafte Schwellungen über den Mahlzähnen im Oberkiefer oder unter der Zunge können auf eine Entzündung der großen Mundspeicheldrüsen hindeuten. Gehen Sie zum Zahnarzt! Tritt eine Schwellung in diesem Bereich zusammen mit Fieber auf, könnten Sie an

Mumps erkrankt sein. Wenden Sie sich an Ihren Hausarzt.

Bei Quaddelbildung an eine Allergie denken

Schwellungen im Mund, die schmerzen, jucken oder brennen, deuten auf eine Allergie im Mund hin. Besonders bei Quaddelbildung ist Vorsicht geboten. Wenn Quaddeln oder Schwellungen regelmäßig beim Essen auftreten, könnte eine Nahrungsmittelallergie vorliegen. Vereinbaren Sie einen Termin beim Allergologen.

Bei von außen sichtbaren Schwellungen baldmöglichst einen Zahnarzt aufsuchen

Von außen sichtbare Schwellungen im Kieferbereich sind immer Anzeichen für stärkere Entzündungen, deren Ursache nur ein Fachmann beurteilen kann. Begeben Sie sich in zahnärztliche Behandlung. Wenn Zahnfleischtaschen die Ursache für Schwellungen sind, können Sie bis zu Ihrem Termin im Behandlungsstuhl die Schwellung durch eine Zahnbürstenmassage mildern: Versuchen Sie vorsichtig und liebevoll, die Schwellung in Richtung Zahn auszudrücken. Wenn Sie Glück haben, entleeren sich Eiter und Sekret am Übergang von Zahnfleisch und Zahn. Selbst wenn dadurch die Schwellung ganz zurückgehen sollte, ist der Besuch beim Zahnarzt unumgänglich!

Beim Abbau der Schwellungen mit Tees und Spülungen helfen

Überlassen Sie es nicht Ihrem Zahnarzt und Ihrer Körperabwehr, mit der Schwellung fertig zu werden. Unterstützen Sie den Heilungsprozess aktiv:

- *Löwenzahn* erhöht die Aktivität von Nieren und Leber. Dadurch bessert sich das Allgemeinbefinden.
- *Hamamelis* heilt Entzündungen im Mund- und Rachenraum.
- *Blutwurz* (Tormentill) beseitigt Entzündungen an den Schleimhäuten in Mund und Rachen und wirkt heilend auf Zahnfleisch und Zahnhalteapparat. Spülen Sie mit dem Tee mehrmals täglich. Sie können ihn auch schluckweise über den Tag verteilt trinken.

Orientieren Sie sich auch an den Tipps unter »Abszess«.

Mund, Verbrennungen im (durch heiße Getränke und Speisen)

Verbrennungen im Mund können Ihnen einige Tage die Freude am Essen nehmen. Sie sind schmerzhaft, hinterlassen oft ein pelziges Gefühl und beeinträchtigen das Geschmacksempfinden.

PROBLEM

Sie haben sich beim Essen oder Trinken an Gaumen oder Zunge verbrannt. Es schmerzt. Die Stelle fühlt sich pelzig an.

Tipps

Verbrennungen vorbeugen

Lassen Sie heiße Speisen einige Minuten abkühlen, bevor Sie sie genießen. Wie wäre es mit einem leckeren Aperitif?

Den Anfangsschmerz kühlen

Spülen Sie, sofort nachdem Sie sich verbrannt haben, mit einer möglichst kalten Flüssigkeit (Wasser mit Eiswürfeln oder Milch aus dem Kühlschrank). Wichtig ist, dass Sie das Essen unterbrechen und wirklich *sofort* spülen. Nehmen Sie mehrmals nacheinander kalte Flüssigkeit in den Mund und spülen Sie, bis der akute Schmerz vergeht. Dann können Sie weiter essen. Essen Sie und nehmen Sie immer wieder zwischendurch einen Schluck von der kalten Flüssigkeit. Spülen Sie die verbrannte Stelle gründlich und sanft, bevor Sie die Flüssigkeit hinunterschlucken.

Gegen den Schmerz am Tag danach

Verbrennungen können einige Tage schmerzen. Spülen Sie am Tage nach der Verbrennung mit lauwarmem Kochsalzwasser (geben Sie so viel Kochsalz in lauwarmes Wasser, dass das Ganze schmeckt wie eine leicht versalzene Suppe). Sie können auch rezeptfreie schmerzstillende Schleimhautcremes aus der Apotheke auftragen. Wenn es sehr schmerzt und beim Essen stört, können Sie die verwundete Stelle mit einer Schicht Prothesenhaftpulver schützen. Tupfen Sie die schmerzende Stelle trocken. Nehmen Sie ein Wattestäbchen, befeuchten Sie es mit Speichel, tauchen Sie es dann in das Haftpulver und betupfen Sie damit die schmerzende Brandwunde. Bald bildet sich ein Überzug aus zähem Prothesenkleber.

Mundgeruch (Halitosis)

Die Hauptursache für Mundgeruch sind bakterielle Beläge. Unangenehmer Geruch aus dem Mund steigt mit der Menge der vorhandenen Bakterien. Die Ursache liegt hier jedoch nicht immer in einer schlechten Zahnpflege. Die Menge an Bakterien steigt ebenfalls, wenn Nischen und Taschen vorhanden sind, die mit herkömmlichen Methoden der Zahnpflege nicht sauber gehalten werden können. Mit der Tiefe der Taschen kann auch der unangenehme Mundgeruch zunehmen. Schmutzige Prothesen können ebenfalls unangenehm riechen. Ältere Prothesen haben oft kleine Poren und Kratzer, in denen Bakterien Nahrungsbestandteile in schlecht riechende Stoffe zersetzen. Doch nicht immer entsteht Mundgeruch im Mund selbst. Üble Gerüche der Atemluft können außerdem von einem kranken Magen herrühren, von eitrigen Mandeln, entzündeten Nasennebenhöhlen oder von einer Erkrankung der Lungen. Diäten oder Fastenkuren führen ebenfalls zu schlechtem Atem.

Da sich auf der Zunge etwa 60 Prozent aller Mikroorganismen des Mundes befinden, ist die Zungenoberfläche eine der Hauptursachen für Halitosis. Bei Frauen besteht eine Abhängigkeit des Mundgeruches vom Menstruationszyklus. Eine Zunahme des Mundgeruches am Tage der Eisprungs um das zwei- bis vierzigfache ist messbar.*

Neben dem Gang zum Zahnarzt empfiehlt sich bei Mundgeruch eine gründliche Reinigung der Zähne mit Bürste, Zahncreme und Zahnseide, sowie die Anwendung von Mundspüllösungen, die Bakterienbeläge reduzieren und Zahnfleischentzündungen bekämpfen.

Auch das Lutschen von Pastillen und Kauen von Zahnpflegekaugummis (in Apotheken gibt es spezielle Pastillen und Kaugummis gegen Mundgeruch) kann der ausgeatmeten Luft den üblen Geruch nehmen. Darüber hinaus empfiehlt sich die Reduktion von Streß, Rauchen, Schnarchen und Mundatmung, eine Umstellung der Ernährungsgewohnheiten und die Anregung des Speichelflusses.

An einigen Universitäten (z.B. der Berliner Charité) gibt es so genannte Halimeter, mit denen der vermeintliche Mundgeruch objektiv analysiert und seine Intensität bestimmt werden kann.

PROBLEM

Sie wissen, dass Sie Mundgeruch haben.

* Zahnärztliche Mitteilungen Nr. 4, 2005, S. 421

Tipps

Ein sauberer Mund riecht nicht!

Ob der Mundgeruch von schlechten fauligen Zähnen, defekten Füllungen und Kronen oder Zahnfleischtaschen herrührt, kann Ihnen Ihr Zahnarzt sagen. Lassen Sie Zähne und Zahnfleisch in Ordnung bringen. Oft sind die Zähne zwar nicht krank, aber schmutzig. Hier hilft gründliches Putzen. Haben Sie einmal keine Gelegenheit, Ihre Zähne zu putzen, so hilft *zur Not* ein Mittel zum Spülen und Gurgeln, ein Oralspray oder ein zuckerfreies Zahnpflegekaugummi.

Die Ursache für den Mundgeruch nicht nur im Mund suchen

Mundgeruch muss seine Ursache, wie bereits erwähnt, nicht unbedingt im Mund haben. Manchmal liegt ihm eine Magen- oder Darmerkrankung zu Grunde. Hier hilft Heilerde zur inneren Anwendung. Nehmen Sie morgens auf nüchternen Magen 1 Teelöffel Heilerde, in 1 Glas Wasser verrührt, zu sich. Die Heilerde bindet schlecht riechende Verdauungsprodukte und der Mundgeruch verschwindet. Während einer Diät oder Fastenkur erhöht sich ebenfalls der Geruch der über den Mund ausgeatmeten Luft. Viele Stoffe, die normalerweise über die Darmschleimhaut ausgeschieden werden, wählen jetzt den Weg über die Mundschleimhaut. Wenn Sie viel trinken, können Sie diese Art von Mundgeruch mildern.

Den Zahnersatz gründlich reinigen

Herausnehmbarer Zahnersatz besteht zu einem großen Teil aus Kunststoff. Neuen Zahnersatz sollten Sie mit Kernseife reinigen. Nehmen *Sie auf keinen Fall* Zahncreme. Die in Zahncreme enthaltenen Schleifkörper sind auf die Härte des Zahnschmelzes abgestimmt und würden Ihre glänzende neue Prothesenoberfläche verkratzen. Prothesenreiniger sind ebenfalls sehr aggressiv zu neuen Zahnersatzoberflächen. Mit der Zeit bilden sich selbst bei bester Pflege durch das Kauen Kratzer und Porositäten an der Oberfläche der Prothese, in denen sich Bakterien sehr wohl fühlen. Nun kommen Sie um eine gründliche Reinigung des herausnehmbaren Zahnersatzes mit Mitteln, die Sauerstoff freisetzen, nicht mehr herum. Prothesenreiniger in Tablettenform machen den Bakterien vorübergehend den Garaus. Wenn eine Reinigung nicht hilft, sollten Sie sich die Prothese vom Zahnarzt polieren lassen oder sich eine neue Prothese anfertigen lassen. (Siehe auch unter »Zahnersatz, schmutziger Belag auf dem«.)

Die Zunge reinigen

Die Oberfläche der Zunge ist mit vielen Spalten und Härchen bedeckt. Manchmal sind die Spalten mehrere Millimeter tief. Ein idealer Platz für Bakterien und abgestorbene Zellen, die einen üblen Geruch verbreiten. Dem können Sie vorbeugen, wenn Sie Ihre Zunge zusammen mit den Zähnen putzen.

Dafür gibt es spezielle Zungenbürsten und Schaber, die im Gegensatz zur normalen Zahnbürste weniger Brechreiz auslösen. Geputzt und geschabt werden sollte so lange, bis keine Rückstände mehr an Bürste oder Schaber hängen bleiben.

Mundspülmittel und Mittel für »guten Atem«

Mittel zum Spülen des Mundes sollten die Bakterienzahl vermindern und zu einem guten Atem führen. Hier gibt es eine große Auswahl. Unter anderem sind solche mit *Teebaumöl* oder eine *Propolis*-Lösung (das Kittharz der Bienen ist auch als Granulat erhältlich, das Sie mehrmals am Tag einfach wie Kaugummi kauen) zu empfehlen.

Schlechten Atem überdecken

Jede Ankurbelung der Speichelproduktion verringert die Zahl der Bakterien im Mund. Wenn es mit dem guten Atem einmal schnell gehen soll, kauen Sie einen zuckerfreien Kaugummi oder lutschen zuckerfreie Bonbons. »Scharfe« Bonbons gegen Halsschmerzen (natürlich ohne Zucker) überdecken schlechten Atem am besten. Mundsprays erfüllen den gleichen Zweck.
Vorsicht! Spülen Sie hier niemals mit Alkohol! Dieser trocknet den Mund aus und verschlimmert so den Mundgeruch.

Schlechten Atem mit Joghurt bekämpfen

Joghurt schmeckt nicht nur lecker und ist gesund, sondern kann auch die Ökologie des Mundes wieder ins Lot bringen. Grund dafür sind die im Naturjoghurt befindlichen Bakterien. Diese halten die Bakterien im Zaum, die in der Mundhöhle üble Gerüche produzieren, für Zahnfleischentzündungen sorgen und Löcher in die Zähne fressen. Doch 100 Gramm Joghurt täglich sollten Sie schon löffeln, wenn Ihr Atem merklich besser riechen soll.

Frischer Atem aus dem Kräutergarten der Natur

- *Myrrhe*-Spülungen wirken nicht nur heilend, sondern verbessern auch den Atem.
- Mit frischer *Petersilie* kauen Sie schlechten Atem einfach weg.
- *Rosmarin*-Spülungen überdecken den Geruch von bakteriellen Belägen und hemmen außerdem deren Wachstum.
- Zerkauen Sie eine ganze *Gewürznelke.*
- Frisches Obst, insbesondere Äpfel, und rohes Gemüse, etwa Möhren, sind stärker als unangenehme Gerüche.

Mit Pflanzenkraft schlechten Atem wegspülen

- *Pfefferminz*tee schafft nicht nur guten Atem, er hilft zudem bei Übelkeit, Brechreiz, Krämpfen und Blähungen.
- *Salbeitee* heilt schlecht riechende Entzündungen am Zahnfleisch, im Mund und im Rachen.
- *Rosmarin*tee überdeckt den Geruch aus bakteriellen Belägen und hemmt das Bakterienwachstum.
- *Myrrhe*-Tinktur verbessert den Atem und heilt. Geben Sie einige Tropfen Myrrhe-Tinktur in 1 Glas lauwarmes Wasser. Spülen und gurgeln Sie mit dieser Mischung.

Hilfe aus dem Schatzkästchen der Homöopathie

- *Kalium phosphoricum D12* hilft, wenn Ihr Atem faulig riecht. Nehmen Sie 3-mal täglich 10 Tropfen oder Globuli.
- Gegen metallischen Geschmack nehmen Sie *Mercurius solubilis D30* 1-mal täglich 10 Tropfen oder Globuli.
- *Gelsemium D6* erhöht den Speichelfluss. Bei extremem Mundgeruch in Zusammenhang mit Mundtrockenheit nehmen Sie stündlich 10 Tropfen oder Globuli.

Gewöhnen Sie sich das Rauchen ab!

Rauchen ist eine der Hauptursachen für schlechten Atem.

Die Kraft der Blüten lindert Mundgeruch

- Wenn Sie das Gefühl haben, dass Ihnen die Zeit für eine ausgiebige Mundhygiene oder den Gang zum Zahnarzt fehlt, oder wenn Sie sich nicht dazu aufraffen können, helfen *Impatiens, Walnut* und *Honeysuckle.*
- Glauben Sie, dass es sich gar nicht lohnt, etwas gegen Ihren Mundgeruch zu unternehmen, bringen Sie *Gorse* und *Gentian* auf neue Gedanken.

Zur Dosierung und Einnahme der Bach-Blüten siehe Seiten 53 ff.

Mundtrockenheit (Xerostomie)

Während die übermäßige Produktion von Speichel recht selten auftritt und kaum ein Problem darstellt, ist eine Speicheldrüsenunterfunktion ein ernsthaftes Problem. Bei Mundtrockenheit fallen Nahrungsaufnahme, Sprechen und Lachen schwer, das Zahnfleisch entzündet sich, Mundgeruch tritt auf, vorhandener totaler Zahnersatz hält nicht. Die Arbeit der Speicheldrüsen kann durch eine Vielzahl von Faktoren behindert werden:

- Jede Ausschüttung von Adrenalin infolge von Stress behindert die Arbeit der Speicheldrüsen.
- Medikamente können sich negativ auf die Speichelproduktion auswirken. Dazu gehören Antidepressiva, Mittel gegen Stress, Psychosen, Krämpfe, Herzrhythmusstörungen und hohen Blutdruck sowie Appetitzügler und harntreibende Mittel.
- Mundatmung und Schnarchen lassen den Mund ebenfalls austrocknen.
- Viele Drogen führen zu einer verminderten Speichelproduktion.
- Auch das Alter spielt eine wichtige Rolle: Die Speicheldrüsen von Senioren arbeiten gemächlicher als die von Teenagern.
- Daneben setzen zahlreiche andere Ursachen die Speichelabsonderung ebenfalls herab: Erkrankungen des Immunsystems, Bestrahlungen, Depressionen, Diabetes, Austrocknung (etwa wenn das Durstgefühl verloren geht).

Mundatmung führt zu einer Austrocknung des Zahnfleischs und begünstigt Entzündungen. Eine falsche Atmung kann zu Verspannungen im Bereich von Hals und Nacken führen, zu einer Fehlhaltung des Kopfes und der Wirbelsäule, den Rückgang der Lungenkapazität und Stauungen in den kleinen und kleinsten Äderchen der Lunge begünstigen. Mundatmung hat eine Reihe negativer Folgen:

- Die Atemluft wird nicht gefiltert, angefeuchtet und erwärmt.
- Dadurch wird die sensible Schleimhaut der Bronchien gereizt.
- Und die Mandeln im Rachenbereich vergrößern sich.

- Außerdem trocknet die Mundschleimhaut aus.

PROBLEM
Ihr Mund fühlt sich trocken an. Sie leiden unter Mundgeruch. Eventuell vorhandener totaler Zahnersatz hält nur mithilfe eines Haftmittels.

TIPPS

Medikamente auf eine speichel-unterdrückende Wirkung prüfen

Befragen Sie Ihren Arzt oder Heilpraktiker, ob die Medikamente, die Sie einnehmen, zu Mundtrockenheit führen können. Reduzieren Sie, wenn möglich, die Einnahme dieser Mittel oder ersetzen Sie sie durch gleichermaßen wirksame Medikamente, die keinen (oder einen geringeren) Einfluss auf die Speichelproduktion haben.

Viel trinken!

Je mehr Flüssigkeit Sie zu sich nehmen, desto mehr Wasser stellen Sie Ihrem Körper zur Produktion von Sekreten zur Verfügung. Wenn Sie viel trinken, erleichtern Sie Ihren Speicheldrüsen die Arbeit. Leiden Sie unter Mundtrockenheit, so trinken sie immer 1 oder 2 Gläser Wasser über den Durst.
Etwa 51% der Deutschen nehmen zu wenig Flüssigkeit zu sich. Dabei schützt viel trinken vor einer Vielzahl

von Erkrankungen, wie Nierensteinen und Thrombosen. Es gibt keine günstigere Medizin als Wasser. Auch bei zähem Speichel sollten Sie mehr trinken.

Den Speichelfluss stimulieren

Locken Sie den Speichel durch das Kauen von zuckerfreiem Kaugummi und indem Sie zuckerfreie Bonbons lutschen. Ein altes Hausmittel ist das Lutschen von Kirschkernen.

Den Speichel auf natürliche Weise zum Fließen bringen

- Wenn beim Essen der Speichel fehlt, hilft es oftmals, Sellerie oder eine Karotte ¼ bis ½ Stunde vor der Mahlzeit roh zu kauen.
- Drehen Sie ein sauberes Schminkpad zu einer Rolle, tauchen Sie es in einen Auszug aus *Aloe vera* und legen Sie es sich 10 Minuten lang unter die Zunge. Essen und trinken Sie erst nach 1 Stunde wieder.
- Massieren Sie mit einem sauberen Finger *Eukalyptusöl* in Ihren Gaumen und in die Falte zwischen Zahnreihen und Wangen. Einen ähnlichen Effekt erzielen Sie, wenn Sie 1 bis 2 Tropfen Eukalyptusöl auf Ihre Zahnbürste geben und sich damit die Zähne putzen und das Zahnfleisch massieren.

Hilfe aus dem Schatzkästchen der Homöopathie

- Sie können den Speichelfluss anregen mit *Bryonia D4.* Nehmen Sie 1- bis 3-mal täglich 10 Tropfen oder Globuli. (Hilft bei aufgesprungenen Lippen.)
- Bei Mundtrockenheit im Zusammenhang mit dem Verlust der Geschmacksempfindung hilft *Natrium muriaticum D30* (1-mal 10 Tropfen oder Globuli täglich).

Mundwinkel, Entzündungen in den (Faulecken, Rhagaden)

Faulecken (Rhagaden) bilden sich in den Mundwinkeln. Ursache ist meist eine kleine Falte, die sich vom Mundwinkel aus einige Millimeter weit in Richtung Wange zieht. Entlang dieser Falte kann Speichel aus dem Mund herauslaufen und die sensible Lippen- und Gesichtshaut reizen. Meist verschwinden Rhagaden, wenn man die Falte am Mundwinkel beseitigt. (Eine der gängigen Methoden ist die Vergrößerung des Abstandes zwischen Ober- und Unterkiefer, etwa indem man eine vorhandene Prothese unterfüttert, bisserhöhende Kronen und Füllungen einsetzt oder eine Bissschiene anfertigt. All das ist Aufgabe des Zahnarztes.)

Problem

Sie haben entzündete Mundwinkel. Ständig möchten Sie mit der Zunge darüber lecken. Beim Essen brennen sie.

Tipps

Entzündete Mundwinkel einfetten

Benutzen Sie Lippencremes. Sehr gut eignet sich auch Vaseline. Wenn eine Faulecke erst einmal ausgeheilt ist, kommt sie nicht mehr so schnell wieder. Sehr gut eignet sich auch Vitamin E (Vitamin E ist ein Öl!). Es wirkt nicht nur fettend, sondern hat gleichzeitig eine heilende Wirkung.

Den Gang zum Hausarzt nicht scheuen

Wenn die Faulecke nicht innerhalb von 4 Wochen ausgeheilt ist, sollten Sie sich nicht scheuen, Ihren Hausarzt aufzusuchen.

Mykosen

siehe unter »Mund, Pilzerkrankungen (Mykosen) im«

Nervenschmerzen (Trigeminusneuralgie)

Manchmal haben wir Schmerzen am Kiefer und im Gesicht, ohne dass sich ein äußerer Grund dafür finden lässt. Die Diagnose lautet dann »Neuralgie« und meint schmerzhafte Zustände, denen keine erkennbaren krankhaften Veränderungen des Körpers zugrunde liegen. Im Bereich der Kiefernerven treten solche Schmerzen als Trigeminusneuralgien im vorderen seitlichen Kopfgebiet auf und können Zähne, Kieferhöhlen, Gesichtshaut und Stirn betreffen.

PROBLEM
Blitzartig auftretende sehr starke Schmerzen im Bereich der Kiefer oder des gesamten Gesichts, ohne dass sich ein Anhaltspunkt für eine Erkrankung im Mund finden lässt.

TIPPS

Gesichtsschmerzen auf keinen Fall selbst therapieren!

Gesichtsschmerzen, die Sie ohne ersichtlichen Grund plagen, sollten von einem Facharzt untersucht werden. Ein Zahnarzt oder Hausarzt kann Ihnen da meist nicht weiterhelfen. Auf alle Fälle aber sollten Sie vor der Behandlung durch einen Neurologen vom Zahnarzt oder Kieferchirurgen abklären lassen, ob Ihre Gesichtsschmerzen nicht eine ernste Ursache haben (etwa eitrige Zähne, im Kieferknochen verlagerte Zähne, Kiefer- oder Stirnhöhlenentzündungen, Erkrankungen des Ohres usw.).
Siehe auch unter »Zahnschmerzen (allgemein)«.

Operation

siehe unter »Zahnextraktion oder operativer Eingriff, Probleme nach«

Parodontose

siehe unter »Zahnfleischrückgang (Parodontose)«

Pilzerkrankungen

siehe unter »Mund, Pilzerkrankungen (Mykosen) im«

Prothese, gesprungene oder gebrochene

Prothesenbrüche sind die gefürchtetsten Komplikationen von Trägern dritter Zähne im Urlaub. Der Gang zu einem fremden Zahnarzt in einem fremden Land ist oft unausweichlich.

Problem
Der Zahnersatz hat einen Sprung oder ist entzweigebrochen.

Tipps

Erste Hilfe bei Sprüngen und Rissen

- Wenn der Riss sehr klein ist und die Prothese sich in sich nicht bewegen lässt, brauchen Sie sich keine Sorgen zu machen. Seien Sie aber vorsichtig: Essen Sie bewusst und kauen Sie keine allzu harten Speisen. Haben Sie eine Totalprothese, so kauen Sie nur auf einer Seite, weil beidseitiges Kauen die Prothese bei jedem Zubeißen verbiegt und möglicherweise den Sprung vergrößert. Wenn Sie eine Teilprothese tragen (also noch eigene Zähne haben), kauen Sie möglicht nicht auf den Prothesenzähnen, sondern auf Ihren eigenen. Das schont die Prothese.

- Falls sich die Prothese in sich bewegen lässt, können Sie den Kunststoff provisorisch mit Prothesen-Spezialkleber (ein Prothesen-Reparaturset erhalten Sie in Ihrer Apotheke – lesen Sie aber die Beschreibung vorab!) stabilisieren: Trocknen Sie die Prothese mit einem Föhn. Ziehen Sie über den trockenen Bruchspalt etwas Prothesen-Spezialkleber. Wählen Sie hierfür die Seite der Prothese, die in den Mund hinein weist. Versuchen Sie den mit Kleber überzogenen Bereich möglichst klein zu halten. Selbstverständlich sollten Sie sich baldmöglichst bei Ihrem Zahnarzt melden. Risse und Sprünge in der Prothese haben immer eine Ursache – und die ist mit dem Kleben der Prothese nicht beseitigt.

Erste Hilfe bei Prothesenbrüchen

Die Reparatur einer vollständig entzweigebrochenen Prothese ist naturgemäß viel schwieriger als die Festigung eines Risses. Wenn die Prothese Metallteile enthält und der Bruch innerhalb des Metalls verläuft, ist eine schnelle Hilfe nicht möglich. Wenden Sie sich in diesem Fall umgehend an Ihren Zahnarzt. Sollte die Prothese innerhalb des Kunststoffanteils gebrochen sein oder handelt es sich um eine Totalprothese, so könnten Sie folgende Methode mit Prothesen-Spezialkleber ausprobieren:

- Halten Sie die Prothesenbruchstücke aneinander. Lassen Sie sich sauber zusammenfügen? (Wenn nein, wenden Sie sich gleich an Ihren Zahnarzt.) Wenn ja, verfahren Sie wie folgt:

- Säubern Sie die Bruchstücke mit einer Zahnbürste und trocknen Sie sie.
- Nun reinigen Sie die Bruchflächen mit Alkohol.
- Halten Sie zu Testzwecken die Prothesenteile einige Male zusammen. Bedenken Sie, dass Sie bei der Arbeit mit dem Prothesenkleber nur eine einzige Chance haben: Falsch zusammengeklebte Prothesen sind unbrauchbar und lassen sich kaum mehr reparieren.
- Geben Sie auf die Bruchfläche des größeren Bruchstücks nur an zwei oder drei Punkten etwas Prothesenkleber und drücken Sie das kleinere so an das größere Stück, dass möglichst kein Spalt entsteht. Mit wenig Kleber haben Sie größere Chancen, die Bruchstücke wieder auseinander zu bekommen. Halten Sie die Bruchstücke möglichst einige Minuten zusammen (Beschreibung des Prothesen-Reparatursets lesen!) und lassen Sie sie anschließend einige Zeit ruhen. Wenn die Prothese passt wie eh und je, können Sie den Rest des Spalts mit Kleber schließen wie oben beschrieben.

Selbst wenn die Prothesenreparatur geglückt ist, sollten Sie auf alle Fälle einen Termin bei Ihrem Zahnarzt vereinbaren. Wenn Sie Zweifel haben, ob Sie diese Prozedur fehlerfrei durchführen können, kleben Sie die Bruchstücke mit einer Prothesenhaftcreme im Mund fest und melden Sie sich baldmöglichst bei Ihrem Zahnarzt zur Prothesenreparatur an.

Sich eine Zweitprothese anschaffen

Wie wäre es mit einem Ersatz für den Ersatz? Zweitprothesen sind teuer, weil die Krankenkasse nichts dazubezahlt. Wenn Sie nicht in den sauren Apfel einer zusätzlichen Geldausgabe beißen wollen, werfen Sie alte Prothesen nie weg. Meist lassen sie sich noch als Provisorium tragen, wenn eine neue Prothese entzweigeht. Bedenken Sie, dass man eine Prothese auch verlieren kann. Beim Schwimmen im Meer, bei Krankenhausaufenthalten...

Kleine Bruchstücke stören nicht!

Wenn kleinere Stücke rosa Kunststoff von Ihrer Prothese abbrechen, ist das kein Grund zur Besorgnis. Meist sieht man den Defekt nicht. Allerdings kann der Halt des »guten Stücks« darunter leiden. Besorgen Sie sich ein Prothesenhaftmittel und befestigen Sie den Rest der Prothese vorerst auf diese Weise an Ihrem Kiefer. Falls die scharfe Bruchkante stört, wird Ihr Zahnarzt diese glätten. Lassen Sie sich für die Reparatur der Prothese einen Termin geben.

Prothese locker

Wenn eine Prothese nicht mehr richtig passt, wird sie in sich selbst instabil. Bei Teilprothesen aus Kunststoff oder Stahl liegt der Grund für die Lockerung meist in einem Spannungsverlust der Halteelemente (Klammern, Geschiebe, Druckknöpfe).

PROBLEM

Die Zahnprothese lockert sich beim Kauen. Manchmal löst sie sich beim Niesen oder gar beim Sprechen.

TIPPS

- Biegen oder schleifen Sie nicht an den Halteelemen ten herum. Allzu leicht kann die Klammer brechen. Geschiebe und Druckknöpfe können unbrauchbar werden.
- Behelfen Sie sich mit einer Haftcreme für dritte Zähne und vereinbaren Sie einen Termin mit Ihrem Zahnarzt.
- Für Totalprothesenträger gibt es in Apotheken ein provisorisches Unterfütterungsmaterial. Damit lässt sich der Halt der Prothese für einige Zeit (Wochen bis Monate) verbessern.

Vorsicht! Vergewissern Sie sich, ob für Ihren Zahnersatz noch Garantie besteht. Mit einem eigenmächtigen Eingriff in die Struktur Ihres Zahnersatzes erlischt diese. Kassenpatienten haben normalerweise zwei Jahre Garantie, Privatpatienten ein halbes Jahr. Viele Zahnärzte garantieren für die fehlerfreie Funktion des Zahnersatzes allerdings weit länger als zwei Jahre.

Prothese reinigen

siehe unter »Zahnersatz, schmutziger Belag auf dem«

Prothese, Zahn herausgebrochen

Wenn es sich um einen hinteren Zahn handelt, der aus der Prothese herausgebrochen ist, fällt es kaum auf und Sie können weiterhin kauen. Der Verlust eines vorderen Zahns dagegen wirkt eher entstellend.

PROBLEM
Ihnen ist ein Zahn aus dem künstlichen Gebiss herausgebrochen.

TIPPS

Den herausgefallenen Zahn mit Prothesen-Spezialkleber befestigen

- Kaufen Sie sich in der Apotheke ein Prothesen-Reparaturset (lesen Sie die Beschreibung vorab).
- Zuerst sollten Sie Prothese und Zahn an den Bruchstellen gründlich reinigen. Säubern Sie mit einer Zahnbürste kräftig und spülen Sie mit Wasser.

- Trocknen Sie die Prothese und reinigen Sie die Bruchstellen gründlich mit Alkohol.
- Nun halten Sie den Zahn probehalber an die Bruchstelle. Fügt er sich ohne einen Spalt an? Merken Sie sich die genaue Lage des Zahns.
- Nun geben Sie den Prothesen-Spezialkleber auf die Bruchstelle an der Prothese und drücken den Zahn fest an. Achten Sie peinlich genau darauf, dass der Zahn richtig und gerade sitzt und dass keine Spalten entstehen. Wenn sich die neue Lage des Zahns auch nur um Millimeterbruchteile von der alten unterscheidet, kann Ihre Prothese unbrauchbar sein.

Prothesendruckstellen

Wenn Prothese und Kiefer nicht genau zusammenpassen, kommt es zu Wunden am Zahnfleisch. Die Prothese drückt, reibt und verursacht Entzündungen. Bei neuen Prothesen finden sich immer einige Stellen, die noch eingeschliffen werden müssen. Wenn ältere Prothesen zu drücken beginnen, liegt das meist am Knochenabbau der Kiefer. Wir alle altern nun einmal. Auch wenn Sie stark zu- oder abgenommen haben, wirkt sich das auf den Sitz der Prothese aus. Zudem wird er von dem Wassergehalt des Körpergewebes beeinflusst.

Die unten aufgeführten Tipps funktionieren sowohl bei Teilprothesen als auch bei Prothesen zum Ersatz aller Zähne. *Alle schmerzhaften Stellen, die innerhalb eines Zeitraums von vier Tagen nicht von selbst verschwinden und die sich auch nicht mit den unten beschriebenen Methoden beseitigen lassen, sollten von einem Zahnarzt behandelt werden!* Nur ein Fachmann kann feststellen, ob es sich bei der schmerzenden oder geschwollenen Stelle wirklich um eine Prothesendruckstelle handelt oder um etwas Ernsteres.

PROBLEM

Die Prothese drückt und scheuert. Das Kauen fällt schwer. Das Zahnfleisch ist gerötet, eventuell mit weißem Zentrum, und schmerzt bei Berührung.

TIPPS

Die Prothese auf Fremdkörper überprüfen

Wenn Sie beim Kauen mit Ihrer Prothese Schmerzen spüren, sollten Sie die Prothese aus dem Mund herausnehmen, abspülen, den Mund gründlich ausspülen und die Prothese wieder einsetzen. Wenn Sie sich danach besser fühlen, war die Ursache für Ihre Schmerzen vermutlich ein Speiserest. Die Wunde können Sie mit körperwarmem Kochsalzwasser spülen (geben Sie so viel Kochsalz in 1 Glas lauwarmes Wasser, dass die Flüssigkeit wie eine leicht versalzene Suppe schmeckt).

Den schmerzhaften Gaumen schützen

Hier einige Tipps, um den Schmerz zu mildern:

- Schneiden Sie sich aus einer Mullbinde ein Stück zurecht, das unter Ihre Prothese passt. Geben Sie Acht, dass der Mull keine Falten wirft. So könnte er ebenfalls drücken. Filterpapier für Kaffee erfüllt denselben Zweck.
- Wenn Sie starke Schmerzen haben, können Sie Mull oder Filterpapier auch mit einer Zahnfleischcreme bestreichen, die schmerzstillend wirkt (rezeptfrei in Apotheken erhältlich).
- In Apotheken gibt es eine spezielle Form von Prothesenunterlage, die Sie zurechtschneiden und unter die Prothese legen können.
- Oder versuchen Sie es mit einem Haftmittel für dritte Zähne. Durch das Haftmittel bleibt zwischen Prothese und Schleimhaut immer ein kleiner Abstand. Bei kleinen Druckstellen sollte das genügen. Außerdem gibt es Haftcremes mit heilenden Zusätzen, etwa mit Kamille.

Den Gaumen von der Natur heilen lassen

- *Schafgarbe* wirkt entzündungshemmend und krampfstillend und kann zur Wundbehandlung eingesetzt werden.
- *Kamillen*tee heilt und beruhigt.
- *Blutwurz* (Tormentill) heilt Entzündungen an den Schleimhäuten im Mund.

Hilfe aus dem Schatzkästchen der Homöopathie

- *Arnica D30* bringt Erleichterung für Ihre Druckstellen. Nehmen Sie 10 Tropfen oder Globuli 3-mal täglich.

Sich von der Kraft der Bach-Blüten helfen lassen

- Wenn Sie Probleme haben, sich an Ihren neuen Zahnersatz zu gewöhnen, hilft *Honeysuckle.*
- Die Trennung von Ihrem alten Zahnersatz und den Entschluss, sich einen neuen anfertigen zu lassen, fördern *Mustard* und *Honeysuckle.*
- Den Entschluss, sich beim Zahnarzt anzumelden, fördert *Wild Oat.*

Zur Dosierung und Einnahme der Bach-Blüten siehe Seiten 53 ff.

Schwellung im Mund

siehe unter »Mund, Schwellung im«

Sprung im Zahn

siehe unter »Zahn, Sprung im«

Sprung in der Krone

siehe unter »Krone, Sprung in der«

Toter Zahn

siehe unter »Zahn, toter«

Trigeminusneuralgie

siehe unter »Nervenschmerzen (Trigeminusneuralgie)«

Verfärbung der Zähne

siehe unter »Zähne, Verfärbungen an den (braune Flecken)«; »Zähne, Verfärbungen an den (weiße Flecken)«; »Zähne, Verfärbungen an den (graue, gelbe oder braune Zähne)«; »Zahnersatz, schmutziger Belag auf dem« und »Zahnhals, Verfärbung des«

Verletzungen, Blutung nach

Verletzungen des Mundes treten meist nach Unfällen auf. Kinder sind davon besonders häufig betroffen. Stellen Sie zunächst fest, wo das Blut herkommt und wie groß die Wunde ist. Lässt sich die Blutung leicht stoppen? Klafft die Wunde? Bei allen klaffenden Wunden und bei Wunden mit pulsierendem Blutaustritt sollten Sie sich unverzüglich auf den Weg in die Unfallambulanz des nächstgelegenen Krankenhauses machen. Auch bei kleinen Wunden nach größeren Unfällen ist ein Besuch beim Zahnarzt angesagt. Nur eine Fachfrau oder ein

Fachmann kann feststellen, ob durch den Unfall eventuell Schäden an Zähnen, Kieferknochen und Kiefergelenken entstanden sind. Die folgenden Tipps beziehen sich daher lediglich auf kleinere Verletzungen. Beachten Sie, dass nur ein Arzt oder ein Zahnarzt beurteilen kann, *wie schwer* eine Verletzung im Mund wirklich ist!

PROBLEM

Blut fließt aus dem Mund. Sie haben Schmerzen. Ein Trauma (etwa ein Unfall) ist vorausgegangen.

TIPPS

Die Blutung stillen und Stress abbauen

Leichte Blutungen lassen sich durch das Auflegen einer Kompresse stillen. Sollte Ihnen der Anblick von Blut unangenehm sein, so nehmen Sie statt einer weißen Kompresse oder eines Tampons einen Teebeutel. Der saugt das Blut auf, ohne dass man viel Rot sieht und ohne dass es nach Blut riecht. Besonders bei Kindern kann auf diese Art Angst abgebaut werden. Ein Kamillen-Teebeutel würde die heilende Wirkung der Kamille gleich mit einschließen.

Nach erfolgreicher Blutstillung kühlen

Wenn die Blutung zum Stillstand gekommen ist, sollten Sie den Teebeutel (oder das Tampon) noch einige Minuten auf die Wunde drücken und die Wunde dann kühlen.

Kühlen Sie sie in Interwallen von je 15 Minuten. Dazu geben Sie Eis (etwa aus Ihrem Eiswürfelvorrat) in einen Waschlappen, tun diesen in einen kleinen Plastikbeutel und halten ihn von außen an die verletzte Stelle.

Sich von der Natur bei der Heilung helfen lassen

- *Kamillen*tee heilt und beruhigt.
- *Salbei*tee verhindert, dass sich kleine Verletzungen an der Schleimhaut entzünden und eine schmerzhafte Aphthe entsteht.
- *Ringelblumen*tee beschleunigt die Heilung von Wunden am Zahnfleisch.
- *Vogelknöterich* beugt Entzündungen im Mund- und Rachenraum vor.
- *Blutwurz* (Tormentill) beseitigt Entzündungen an den Schleimhäuten im Mund und Rachen und wirkt heilend auf Zahnfleisch und Zahnhalteapparat.
- Mit einer lauwarmen *Teebaumöl*- (höchstens 5 Tropfen auf 1 Glas Wasser) oder einer verdünnten *Propolis*-Lösung spülen, das tötet Keime ab und beugt so Entzündungen vor (solche Lösungen aus dem Kittharz der Bienen erhalten Sie beim Imker, in der Apotheke und auch in manchen Naturkostläden und Reformhäusern).

Siehe auch die Tipps für Tees unter »Mund, Schwellung im« und unter »Mund, Entzündung im«.

Weisheitszähne, Probleme mit

Weisheitszähne brechen häufig nicht vollständig durch das Zahnfleisch. Oft zeigen sie sich nur zum Teil. Gerade dann entstehen Zahnfleischtaschen, die sich leicht entzünden.

Wenn Weisheitszähne gar nicht durchbrechen, kann es sein, dass sie im Knochen bleiben, ohne Probleme zu bereiten. Manchmal verändern sie jedoch im Knochen ihre Lage und verursachen leichte Schmerzen. Gefährlich werden Weisheitszähne, wenn sie mit ihrer Krone gegen die Wurzel eines anderen Zahns drücken. Nicht selten müssen Sie dann beide Zähne opfern. Sinnvoll ist die Entfernung eines solchen Weisheitszahns außerdem, wenn sich Zysten bilden (das sieht der Zahnarzt im Röntgenbild). Andere Probleme an Weisheitszähnen, zum Beispiel wenn über dem Zahn eine »Kapuze« aus Zahnfleisch liegt, lassen sich meist unter Erhalt des Zahns heilen. Zahnfleischkapuzen werden vom Zahnarzt unter Lokalanästhesie weggeschnitten.

Problem

Sie haben Schmerzen an Kiefer und Zahnfleisch rund um den Weisheitszahn. Der Zahn reagiert empfindlich auf Berührung. Es tut beim Schlucken weh. Eventuell ist die Backe geschwollen und die Körpertemperatur erhöht.

TIPPS

Zahnfleischtaschen an Weisheitszähnen regelmäßig reinigen

Wenn ein Weisheitszahn nur teilweise durch das Zahnfleisch gebrochen ist und sich dabei Taschen gebildet haben, Sie sich aber nicht von ihm trennen möchten, sollten Sie alle Schmutznischen täglich gründlich reinigen. Kaufen Sie sich hierfür ein spezielles Bürstchen in der Apotheke.

Das Zahnfleisch rund um den Weisheitszahn mit einer schmerzstillenden Creme besänftigen

Es gibt eine Reihe von Zahnfleischcremes, die einen schmerzstillenden Wirkstoff enthalten. Diese sind ohne Rezept in der Apotheke erhältlich und gut verträglich. Geben sie ein erbsengroßes Stück der Creme auf einen kleinen Wattebausch, den Sie zu einer Kugel geformt haben, legen Sie den Wattebausch mit der Cremeseite auf das schmerzende Zahnfleisch und beißen Sie zu. Der Wattebausch wird die Creme lange an Ort und Stelle halten.

Hilfe aus dem Schatzkästchen der Homöopathie

Wenn Sie Beschwerden beim Durchbrechen eines Zahnes haben (insbesondere bei den Weisheitszähnen) empfiehlt sich *Chamomilla D30.* Nehmen Sie 1-mal täglich 5 Tropfen oder lassen Sie 5 Globuli im Mund zergehen.

Würgereiz beim Zähneputzen

siehe unter »Zähneputzen, Würgereiz beim«

Zahn ausgeschlagen

Bei Unfällen mit Zahnverlust sind am häufigsten die oberen mittleren Schneidezähne betroffen, gefolgt von den oberen seitlichen Schneidezähnen und den unteren Schneidezähnen. Das liegt an ihrer exponierten Lage weit vorn im Mund. Zähne können wieder fest anwachsen, wenn sie früh genug in das Zahnfach zurückgeschoben werden. Bei falscher oder zu später Behandlung dagegen sinken die Heilungschancen deutlich. Diese Behandlung ist allerdings allein Aufgabe des Zahnarztes. Gewöhnlich wird er den Zahn vor der Reimplantation wurzelbehandeln, ihn vielleicht mit einem Stabilisierungsstift versehen und schienen.

Problem

Sie haben durch physische Gewalt (etwa durch einen Unfall) einen ehemals festen und gesunden Zahn verloren.

Tipps

Die Wahrscheinlichkeit, dass Ihr Zahn wieder einwächst, erhöhen

Bewahren Sie Ruhe und gehen Sie mit dem Zahn so schnell wie möglich zum Zahnarzt. Selbst wenn es Ihnen unmittelbar nach einem Unfall schwer fällt: Suchen Sie Ihren ausgeschlagen Zahn. Fassen Sie nur die Zahnkrone, aber nicht die Zahnwurzel an. Reinigen Sie den Zahn auf keinen Fall, selbst wenn er verschmutzt ist. Das würde das sensible Wurzelhäutchen zerstören. Ein Zahn ist keine tote Materie, sondern ein lebender Teil Ihres Körpers. Lebendes Gewebe findet sich insbesondere in der Zahnhöhle (das Zahnmark) und an der Außenseite der Wurzel (die Haltefasern). Wird ein Zahn mit Gewalt aus dem Zahnfach entfernt, reißt die Blutversorgung für das Zahnmark ab. In den allermeisten Fällen stirbt die Wurzel selbst nach sofortiger Wiedereinpflanzung ab. Anders die Haut um die Wurzel. Diese für das Einwachsen so wichtige Gewebsschicht kann eine halbe Stunde lang, manchmal sogar länger, überleben – vorausgesetzt sie trocknet nicht aus und wird nicht zu sehr verschmutzt. Lagern Sie den Zahn so schnell wie möglich feucht, während Sie sich auf den Weg zum Zahnarzt machen:

- Nehmen Sie ihn in den Mund und legen Sie ihn unter die Zunge. (***Vorsicht!*** Nicht verschlucken!)
- Legen Sie ihn in physiologische Kochsalzlösung.
- Transportieren Sie ihn in Milch.

- Besorgen Sie sich eine so genannte »Zahnrettungsbox«. Dieses kleine Plastikdöschen gibt es in Apotheken, Im Bedarfsfall wird durch Druck auf den Deckel eine antibiotikahaltige Flüssigkeit freigesetzt, die den Zahn feucht und keimfrei hält.

Ruhe bewahren!

Oft sind Zähne nur gelockert. Verzichten Sie darauf, nach einer Gewalteinwirkung die Festigkeit Ihrer Zähne durch Ziehen und Klopfen zu überprüfen. Schieben Sie verschobene Zähne vorsichtig (und wenn es geht mit der Zunge) in ihre ursprüngliche Position zurück und machen Sie sich sofort auf den Weg zum Zahnarzt (zuvor: anrufen!) oder in die Zahnklinik in Ihrer Nähe. Möglicherweise genügt dann eine einfache Schienung und in spätestens 3 Wochen ist alles wieder gut.

An andere Verletzungen denken

Verletzungen, die zu Zahnlockerungen führen, verursachen außerdem oftmals auch andere Schäden, die zunächst leicht zu übersehen sind. Prüfen Sie,

- ob Sie Verletzungen an den Lippen oder an der Zunge haben.
- ob die Gefahr einer Gehirnerschütterung besteht (Beule oder Wunde am Kopf).

Lassen Sie sich vorsichtshalber auf dem Weg zum Zahnarzt begleiten. Verletzungen in der Mundhöhle heilen rasch. Im Gegensatz zu den Schäden an Zähnen sind Zahnfleischwunden nach ein paar Tagen wieder heil.

Hilfe aus dem Schatzkästchen der Homöopathie

Wenn sich ein Zahn durch stumpfe Gewalt (zum Beispiel einen Schlag) gelockert hat, wenn Schwellungen vorliegen und das Gewebe verletzt ist, helfen

- *Pulpa dentis D15*, wenn der Zahn völlig gefühllos ist oder sehr empfindlich auf Warmes und Kaltes reagiert (der Zahnnerv verursacht Schmerzen).
- *Arnica D12*, wenn Kiefer und Zähne außerordentlich empfindlich auf Berührung reagieren.
- *Calendula D3,* wenn die Wunde im Mund schlecht heilt.
- *Hypericum D6*, wenn die Wunde nach der Behandlung durch den Zahnarzt oder Arzt weiterhin schmerzt.
- *Symphytum D3* bei Knochenbrüchen zur Anregung der Regeneration des Knochens.
- *Ruta D4* bei rheumaartigen Schmerzen im Kiefer.

Nehmen Sie bis zum 2. Tag nach der Gewalteinwirkung auf den Zahn stündlich 10 Tropfen oder Globuli. Danach 2-mal täglich 10 Tropfen oder Globuli, bis die Heilung eingetreten ist.

Mildern Sie Folgeschäden mit der Kraft der Blüten

- Stärken Sie Ihren Glauben an eine Heilung mit *Aspen* und *Willow.*
- Verhindern Sie, dass der Schock über das unangenehme Erlebnis Ihnen die Kraft für die Genesung raubt mit *Oak.*
- Fegen Sie Hoffnungslosigkeit und Apathie hinweg mit *Honeysuckle, Gorse* und *Star of Bethlehem.*
- Dem Schock wird die Schärfe genommen mit *Rescue Remedy.*

Zur Dosierung und Einnahme der Bach-Blüten siehe Seiten 53 ff.

Zahn, Empfindlichkeit (auf Druck und beim Kauen)

Schmerzen bei der Belastung des Zahns deuten auf eine Reizung oder Entzündung des Gewebes zwischen Zahn und Knochen hin. Ursache kann eine zu hohe Füllung sein, ein toter Zahnnerv, ein Abszess an der Wurzelspitze oder eine falsche Belastung (beispielsweise durch nächtliches Knirschen). Wenn eine Aufbissempfindlichkeit länger als 2 Wochen anhält, sollten Sie sich auf alle Fälle auf den Weg zum Zahnarzt machen.

Problem

Sie haben beim Zubeißen Schmerzen. Die betreffenden Zähne reagieren empfindlich auf Klopfen und sind eventuell locker.

Tipps

Aufbissempfindliche Zähne schonen

Vermeiden Sie es, aufbissempfindliche Zähne immer wieder auf ihre Schmerzhaftigkeit zu testen. Lenken Sie sich gezielt ab: Kauen Sie auf der anderen Seite. Gehen Sie so bald als möglich zum Zahnarzt!

Hilfe aus dem Schatzkästchen der Homöopathie

- Wenn der Zahn aufbissempfindlich ist, hilft *Phosphorus D30*.
- Bei Entzündungen des Knochens unterstützt *Symphytum D10* die Heilung.

Nehmen Sie 2- bis 3-mal täglich 10 Tropfen oder Globuli.

Zahn, Loch im

Gesunde Zähne sind ein unermesslicher Reichtum. Wenn jedoch Zähne Löcher bekommen, heilen sie nicht von selbst. Sie sind ein Fall für den Zahnarzt. Allerdings gibt es eine Reihe von Tipps und Tricks, Schmerzen und Probleme bis zur Behandlung so gering wie möglich zu halten. Das sollte Ihnen jedoch den Schmerz nur erträglicher machen, bis Sie einen Zahnarzt aufsuchen können! Je eher ein Loch im Zahn gefüllt werden kann, umso besser. Im günstigsten Falle macht das den Zahn wieder fast vollkommen gesund.

PROBLEM
Sie haben Zahnschmerzen und mit der Zunge lässt sich an einem Zahn ein scharfkantiger Hohlraum ertasten.

TIPPS

Den kranken Zahn mit einer Nelke beruhigen

Dieses alte Hausmittel wirkt auf schmerzende Zähne wie ein Beruhigungsmittel. Die Nelke enthält Eugenol, einen Alkohol, der den Zahnnerv quasi »betrunken« macht. Legen Sie diese oder ein mit Nelkenöl beträufeltes Wattestückchen in oder neben das Loch im Zahn.

Das Loch sauber halten

Wenn sich in einem Zahn ein Loch befindet, sammeln sich Speisereste darin, die nicht mehr so leicht zu entfernen sind. Für die Bakterien im Mund ist das ein gefundenes Fressen. Die Stoffwechselprodukte der Bakterien machen dem Zahnnerv nun schwer zu schaffen.

Er beginnt zu schmerzen, entzündet sich oder stirbt ab. Verderben Sie den Bakterien ihr Festmahl, indem Sie Löcher in Zähnen besonders gut putzen und spülen. Wenn die Berührung durch die Zahnbürste schmerzt oder der Hohlraum mit den Borsten nicht sauber zu bekommen ist, benutzen Sie eine Mundddusche (erhältlich in Apotheken, Drogerien und Elektrogeschäften), Zahnstocher oder Wattestäbchen… und gehen Sie so bald als möglich zum Zahnarzt!

Mit Bienenwachs kleinere Löcher verschließen

Zum kurzfristigen provisorischen Verschließen kleinerer Löcher in Zähnen eignet sich Bienenwachs. Es ist ungiftig und verhindert ein Verschmutzen der empfindlichen Zahnsubstanz. Wenn Sie Bienenwachs als Provisorium verwenden, sollten Sie sich sicher sein, dass in der Tiefe des Loches der Zahnnerv nicht offen ist. Bei einem offenen Zahnnerv ist es für einen dichten Verschluss bereits zu spät und eine provisorische Füllung würde zu Schmerzen führen. Sie erkennen einen offenen Zahnnerv, indem Sie im Mund einen Unterdruck herstellen; dieser zieht den Nerv ein Stückchen aus dem Zahn heraus und das verursacht starke Schmerzen.

Siehe auch unter »Zahnfüllung verloren«. Orientieren Sie sich außerdem an den Tipps unter »Zahnschmerzen (allgemein)« und unter »Zahnschmerzen, starke, pulsierende«.

Zahn locker (nach Gewalteinwirkung wie Unfall oder Schlag)

Unsere Zähne sind durch ihre exponierte Lage bei Unfällen sehr gefährdet. Die meisten Schäden durch Gewalteinwirkung an Zähnen entstehen beim Sport.

PROBLEM
Durch physische Gewalt hat sich ein ehemals fester Zahn gelockert.

TIPPS

Ruhe bewahren!

Wenn ein Zahn stark gelockert oder verschoben ist, sollten Sie Ruhe bewahren und nicht am Zahn herummanipulieren. Beißen Sie die Kiefer nur vorsichtig zusammen. Ist der Zahn verschoben, so können Sie vorsichtig mit der Zunge versuchen, ihn an seine ursprüngliche Stelle zurückzuschieben.

Sofort Zahnarzt aufsuchen

Ein Zahn, der durch äußere Gewalteinwirkung locker oder gar verschoben ist, kann wieder festwachsen. Voraussetzung dafür ist, dass keine Brüche am Zahn oder Knochen vorliegen und dass sich keine Fremdkörper in der Wunde befinden.

Den Zahn schonen

Selbst wenn der Zahn wieder festwächst, verliert er meist für einige Zeit oder auch für immer seine Fähigkeit, heiß und kalt zu empfinden. Für den Zahnarzt ist diese »Vitalität« des Zahnnervs ein Anhaltspunkt, ob der Zahn eine Wurzelbehandlung braucht. Machen Sie sich zunächst einmal keine Sorgen. Ein Zahn kann leben, auch wenn Sie im Augenblick keine Temperaturreize spüren. Testen Sie aber den Zahn nicht immer wieder selbst. Das kann einem bereits geschädigten Zahn des Todesstoß versetzen.

Zahn locker (schon seit längerer Zeit)

Ein lockerer Zahn bedeutet nicht zwangsläufig, dass man den Zahn verlieren wird. Zahnlockerungen können in den unterschiedlichsten Zusammenhängen auftreten:

- zeitweilig, etwa morgens, nach einer »durchknirschten Nacht«
- nach Unfällen
- einzelne Zähne mögen bereits seit langem locker sein, ohne Probleme zu bereiten, oder nur nach dem Essen locker sein.

Genauso vielfältig wie die Ursachen für lockere Zähne, sind auch die Heilverfahren. Bevor Sie jedoch Ihre lockeren Zähne selbst zu kurieren versuchen, suchen Sie am besten einen

Zahnarzt auf. Häufig liegt die Ursache von lockeren Zähnen in einer Überlastung, etwa wenn die Prothese nicht passt oder wenn Zähne fehlen und nicht ersetzt worden sind. So etwas kann nur ein Zahnarzt erkennen und beheben. Außerdem könnte sich hinter der Lockerung eine ernste Erkrankung des Kiefers verbergen (beispielsweise Eiter an der Wurzelspitze, Zysten im Knochen, verlagerte Zähne). Auch hier müsste der Zahnarzt eingreifen. Manchmal führen auch hormonelle Störungen zu einem Abbau des Zahnhalteapparats.

PROBLEM

Ein Zahn oder mehrere Zähne sind locker.

TIPPS

Bei zeitweiliger Lockerung Knirschen und Pressen reduzieren!

Wenn Sie vor allem morgens nach dem Aufwachen feststellen, dass ein Zahn oder mehrere Zähne locker sind, knirschen Sie wahrscheinlich nachts mit den Zähnen. Tun Sie folgendes:

- Reduzieren Sie Ihren Alltagsstress und suchen Sie Entspannung.
- Lassen Sie sich vom Zahnarzt eine Knirscherschiene anfertigen.

Beachten Sie auch die Tipps unter »Zähneknirschen«.

Fühlen sich Ihre Zähne vor allem am Nachmittag und am Abend locker an, dann pressen Sie wahrscheinlich tagsüber die Zähne aufeinander. Helfen Sie sich folgendermaßen:

- Kauen Sie Kaugummi. Das lenkt von der Pressbewegung ab.
- Versuchen Sie bewusst zwischen ihren beiden Kiefern einen kleinen Abstand zu halten. Helfen Sie sich mit positiven Affirmationen (etwa »Ich bin mutig und entspannt«, »Mein Kiefer ist vollkommen entspannt«).

Lockere Zähne nach Unfällen sofort vom Zahnarzt untersuchen lassen

Nur ein Arzt oder Zahnarzt kann beurteilen, mit welcher Wahrscheinlichkeit ein Zahn wieder einwachsen wird, ob er gebrochen ist und ob er geschient werden muss.

Den Zahnhalteapparat trainieren

Wenn ein Zahnhalteapparat lange Zeit nichts zu tun hat, wird er schwach. Dann können ihn bereits kleine Kräfte überfordern. Trainieren Sie Ihren Zahnhalteapparat, indem Sie langsam die Festigkeit Ihrer Nahrung erhöhen. Rohes Obst und Gemüse eignen sich für diesen Zweck hervorragend und sind außerdem gesund.

Zähne, die sich nicht mehr festigen lassen, schonen

Wenn der Abbau des Zahnhalteapparats und des Knochens bereits zu weit fortgeschritten ist, hilft auch Training nicht mehr. Dass solche Zähne wieder von allein fest werden, ist recht unwahrscheinlich. Wenn das Zahnfleisch um den Zahn herum nicht entzündet ist, sollten Sie solche Zähne noch nicht ziehen lassen, denn jeder Zahnverlust hat viele unangenehme Folgen: Lockerung der Nachbarzähne, Knochenabbau, Beschwerden im Kiefergelenk usw. Außerdem stellt sich die Frage, wie der Zahn ersetzt werden soll. Schonen Sie lockere entzündungsfreie Zähne, so gut es geht, und halten Sie sie sauber. Manchmal kann Ihr Zahnarzt solche Zähne wieder festmachen. Solche modernen kieferchirurgischen Techniken sind jedoch recht teuer und werden nicht von der Krankenkasse bezahlt.

Lockere Zähne schienen lassen

Frontzähne, die zwar locker sind, aber weder eine Entzündung des Zahnfleischs aufweisen noch weh tun, können vom Zahnarzt geschient werden. Dazu klebt der Zahnarzt auf die Rückseite der Zähne einen Kunststoff auf, den er mit einem Draht verstärkt. So sind die Zähne starr miteinander verbunden und können nicht wackeln. Da die Schiene innen liegt, ist sie nicht sichtbar.

Der Zahnlockerung mit Vitaminen begegnen

- Beta-Carotin (Provitamin-A) ist der Vorläufer von Vitamin A und schützt die Schleimhaut rund um die Zähne. Beta-Carotin-Quellen sind Karotten, Brokkoli, Spinat, Milch, Milchprodukte, Eier.
- Vitamin C ist bei der Zahnentwicklung für die Mineralisation des Zahnbeins notwendig. Gemüse (insbesondere Paprika) und Obst sind vorzügliche Vitamin-C-Lieferanten. Sie können aber auch natürliches Vitamin C in Tablettenform zu sich nehmen. Da Vitamin C eine Säure ist und Ihren Schmelz angreift, sollten Sie nach dem Genuss von Getränken, die Vitamin C enthalten, mit dem Zähneputzen warten.
- Vitamin D ist wichtig dafür, dass Kalzium aus dem Darm aufgenommen werden kann. Dieses Mineral festigt die Knochen und wirkt so natürlich auch dem Knochenabbau am Kiefer entgegen. Vitamin D können Sie nicht nur über die Nahrung zu sich nehmen. Der Körper ist außerdem in der Lage, es in der Haut unter der Einwirkung von Sonnenlicht selbst herzustellen.
- Die Produkte *Gelee Royale* und *Blütenpollen* aus der »Bienenapotheke« sind als natürliche Vitamin- und Mineralstofflieferanten zu empfehlen (beides ist beim Imker erhältlich, in der Apotheke und im Naturkostladen oder Reformhaus)

Zahn, Putz- und Scheuerdefekte am

Wird die Zahnbürste mit einer sägenden Bewegung horizontal über den Zahn geführt (von links nach rechts und wieder zurück), bilden sich auf der Oberfläche des Zahns Rillen und keilförmige Vertiefungen, so genannte »Putzdefekte«. Folge dieser aufgescheuerten Zahnflächen sind:

- Schmerzen (der Zahn reagiert empfindlich auf Berührung, auf Süßes und Saures und auf Warmes und Kaltes)
- Verfärbungen (das unter dem Zahnschmelz liegende Zahnbein erscheint dunkler als der ursprüngliche Schmelz)
- Bruchgefahr (wird der Scheuerdefekt zu tief, verringert sich die Festigkeit des Zahns. Er kann bei starker Belastung brechen)

PROBLEM

Sie haben eine Rille oder Kerbe an einem oder mehreren Zähnen (meist am Zahnhals), die bei Berührung oder bei kalten und heißen Nahrungsmitteln schmerzt. Der betreffende Zahn reagiert manchmal auch empfindlich auf Süßes.

TIPPS

Das Putzverhalten ändern

Keilförmige Defekte, Putz- und Scheuerstellen entstehen, wenn die Zahnbürste horizontal über die Zahnoberfläche geführt wird. Vermeiden Sie daher solche Bewegungen. Auch Kreisen mit der Zahnbürste kommt

Ihren Zähnen nicht zugute: Die Borsten laufen in den bereits bestehenden Rillen wie ein Zug auf dem Gleis. Putzen Sie lieber jeden Zahn für sich vom Zahnfleisch zum Zahn hin (von Rot nach Weiß).

Kleine Putzdefekte gegen Schmerzen unempfindlich machen

Sind die Defekte nicht tief und reagiert der Zahn dennoch empfindlich, helfen Zahncremes gegen empfindliche Zähne. Orientieren Sie sich an den Empfehlungen unter »Zähne. Empfindlichkeit (bei Warmem, Kaltem, Süßem und Saurem)«.

Tiefe Defekte von Ihrem Zahnarzt füllen lassen

Sobald die Schleifspuren eine bestimmte Tiefe überschreiten, genügt es nicht mehr, Ihre Putztechnik zu ändern und von Rot nach Weiß zu putzen. Bei tiefen keilförmigen Defekten springen die Borsten selbst mit der richtigen Technik über die Scheuerstelle hinweg, ohne sie in der Tiefe zu reinigen. Die verbleibenden Speisereste und Bakterien lassen den Zahn krank werden. Tiefe Putzdefekte sind Schmutznischen, die vom Zahnarzt gefüllt werden sollten. In den meisten Fällen muss der Zahnarzt nicht einmal bohren. Oft genügt es, die Füllung zu kleben.

Mit der Kraft der Blüten zu einem schonenden Putzverhalten finden

- Wenn es aus übertriebener Hygiene zu Putz- und Scheuerdefekten kommt, hilft Ihnen *Crab Apple.*
- Neigen Sie zu Perfektionismus und sind Sie sehr aggressiv zu Ihren Zähnen, so dämpfen *Vervain* und *Rock Water.*
- Wenn Sie aus übertriebenem Ehrgeiz ihre Zähne besonders sauber machen wollen (beispielsweise weil da noch Flecken zu sehen sind), bringen Sie *Vine* und *Sweet Chestnut* zurück auf den Boden des Machbaren.

Zur Dosierung und Einnahme der Bach-Blüten siehe Seilen 53 ff.

Zahn, Sprung im

Manchmal führt die Einwirkung von Gewalt auf den Zahn nicht zum Bruch, sondern hinterlässt einen Sprung. Obwohl ein gesprungener Zahn auf Kaltes, Warmes, Süßes und Saures empfindlich reagieren kann, ist die Ursache für diese Schmerzen oft schwer zu erkennen. Häufig bleiben Sprünge selbst für den Zahnarzt unsichtbar und lassen sich auch auf Röntgenaufnahmen nicht finden. Ein Zahn hat wahrscheinlich einen Sprung,

- wenn er bei kalten und süßen Speisen schmerzt
- wenn er beim Beißen wehtut

- wenn sich mit der Zunge ein Riss ertasten lässt
- wenn Sie bei Belastung des Zahns einen stechenden Schmerz spüren.

PROBLEM
Einer Ihrer Zähne hat einen sichtbaren oder tastbaren Sprung. Der Zahn schmerzt bei Berührung, bei Süßem, Saurem, Kaltem und Heißem.

TIPPS

Den Zahn unempfindlich machen

Da Sprünge oft in der Nähe des Zahnnervs verlaufen oder sogar mitten durch den Zahn gehen, kann Ihnen allein Ihr Zahnarzt helfen. Sie können den Schmerz jedoch zwischenzeitlich zum Verschwinden bringen, wenn Sie

- den Zahn mit einer Zahncreme für empfindliche Zähne putzen
- vorsichtig eine Nelke zerkauen oder einen Wattebausch mit etwas Nelkenöl darauf legen
- den Zahn mit Schnaps umspülen.

Gehen Sie auf dem schnellsten Wege zum Zahnarzt. Klaffende Sprünge in Zähnen sind nicht nur schmerzhaft, sondern auch eine Pforte, durch die Keime in den Körper eindringen.

Zahn, toter

Von »toten Zähnen« spricht man, wenn der Zahnnerv abgestorben ist. Ursachen hierfür sind Karies, tiefe Taschen oder ein Trauma (etwa ein Schlag gegen den Zahn). Jeder unbehandelte tote Zahn ist ein Bakterienherd, kann Rheuma hervorrufen und zu Arthrose und Gicht führen. Anzeichen für einen abgestorbenen Nerv sind, dass der Zahn bei Berührung und beim Kauen wehtut, aber *nicht* bei kalten oder heißen Getränken.

PROBLEM

Ein Zahn schmerzt bei Berührung und beim Kauen. Er reagiert nicht auf Kälte. Eventuell ist das Zahnfleisch rund um den Zahn, der Kiefer oder die Wange geschwollen.

TIPPS

Bei Verdacht sofort zum Zahnarzt gehen!

Tote Zähne sind ein guter Grund, wieder einmal den Zahnarzt aufzusuchen. Nur er kann feststellen, ob ein Zahn wirklich tot ist, ob er eine Gefahr für Ihren Körper darstellt und wie er weiterbehandelt werden sollte.

Den Zahn nicht reizen!

Ein unbehandelter toter Zahn ist ein Herd und streut Bakterien in Ihren Körper. Jeder Druck auf den Zahn setzt Unmengen von Keimen und Giften frei. Schonen Sie ihn, bis er von einem Zahnarzt behandelt wurde.

Zahn (mit Wurzel) von selbst herausgefallen

Manchmal lösen sich lockere Zähne völlig schmerzfrei aus ihrem Zahnfach. Sie bleiben in klebrigen Speisen hängen, im Zahnersatz stecken oder lassen sich durch die Zunge lösen. Manchmal fallen sie auch beim Zähneputzen heraus.

PROBLEM
Sie haben einen Zahn verloren. Es schmerzt nur wenig oder gar nicht.

TIPPS

Keine Panik!

Bleiben Sie ruhig. Der Verlust eines bereits lockeren Zahns ist nicht tragisch. Halten Sie die Wunde sauber und vereinbaren Sie einen Termin bei Ihrem Zahnarzt. ***Vorsicht!*** Versuchen Sie nicht, den Zahn in das Knochenfach zurückzustecken.

Schmerzen an der Knochenwunde stillen

Fällt ein Zahn von selbst heraus, so ist meist keine große Wunde vorhanden, auch wenn es sich mit der Zunge so anfühlt. Wenn Sie Schmerzen haben, spülen Sie gründlich mit sauberem lauwarmem Wasser. Dann tränken Sie ein Stückchen Watte mit einer schmerzstillenden Zahnfleischcreme (gibt es rezeptfrei in Apotheken!) und drücken es vorsichtig in das leere Zahnfach.

Fehlende Zähne ersetzen lassen

Fehlende Zähne stören nicht nur Ihr Wohlbefinden. Lücken führen auch zu Folgeschäden für Ihr gesamtes Kauorgan: Der Zahn aus dem Ober- bzw. Unterkiefer, der jetzt kein »Gegenstück« mehr hat, wird länger; die Zähne neben der Wunde fangen an zu kippen und der Kieferknochen bildet sich zurück. Lassen Sie den fehlenden Zahn also möglichst schnell ersetzen.

Zähne, abgekaute (Abrasion)

Jeder Zahn verliert im Laufe seines Daseins an Substanz. Wie viel im Laufe der Zeit an Schmelz verloren geht, hängt von der Art der Nahrung und dem Kauverhalten ab. Enthält die Nahrung viele abreibende Bestandteile (etwa feinen Sand, Abrieb von Mühlsteinen), so werden die Zähne schneller abgeschliffen. Auch Knirschen schleift die Zähne ab. Ebenso der Verzehr säurehaltiger Nahrung. Die Folge einer starken Abrasion sind eine empfindliche Reaktion auf Warmes, Kaltes, Süßes und Saures sowie scharfe Kanten.

PROBLEM

Sie spüren mit der Zunge störende scharfe Kanten. Eventuell schmerzen die Zähne, wenn Sie Süßes, Saures oder Kaltes essen.

Tipps

Sich im Zweifelsfall an den Zahnarzt wenden

Leichte Abrasionen sind (in Abhängigkeit vom Alter) völlig normal. Wenn Sie allerdings Schmerzen beim Essen haben oder störende scharfe Kanten spüren, sollten Sie bei Ihrem Zahnarzt vorbeischauen. Orientieren Sie sich außerdem an den Empfehlungen unter »Zähne. Empfindlichkeit (bei Warmem, Kaltem, Süßem und Saurem)« und unter »Zahnkante, scharfe«.

Zähne, Empfindlichkeit

Wenn Sie warme, kalte, süße und saure Speisen meiden, weil Sie Schmerzen haben, dann ist nicht immer ein Zahn krank. Der Schmerz kann viele Ursachen haben: neue Füllungen, Zahnfleischrückgang mit frei liegenden Zahnhälsen, durch Kauen abgeriebene Zahnflächen oder Anätzungen durch Säuren aus dem Obst und von Fruchtsäften oder Limonaden.

Was Ihnen Ihre schmerzempfindlichen Zähne sagen wollen:

- Reagieren Sie mit Schmerzen auf Süßes und Saures, so zeigt das, dass die Oberfläche des Zahns undicht ist: Das kann ein Loch sein, ein durch Putzen aufgescheuerter Zahnhals, abgekauter oder abgebrochener Schmelz oder Sprünge im Zahn.
- Sie reagieren mit Schmerzen auf Kaltes, wenn das Zahn-

bein dünn geworden ist: ein Loch, ein durch Putzen aufgescheuerter Zahnhals, durch Zahnfleischrückgang frei liegender Zahnzement, abgekauter oder abgebrochener Schmelz. Aber auch ein durch Knirschen gestresster Zahn reagiert empfindlich auf Kaltes.

- Schmerzen bei Warmem spüren Sie, wenn der Zahnnerv ernstlich erkrankt ist: ein tiefes Loch, Karies bis zum Zahnnerv, ein Schlag auf den Zahn, die Unverträglichkeit der Füllung.

Problem

Sie haben Schmerzen an einzelnen oder mehreren Zähnen, wenn Sie ein kaltes oder warmes Nahrungsmittel zu sich nehmen oder etwas Süßes essen. Einzelne Zähne schmerzen, egal was Sie essen oder trinken.

Tipps

Die Doppelstrategie bei empfindlichen Zähnen: dem Schmerz auf den Grund gehen und schwache oder kurz andauernde Überempfindlichkeiten tolerieren

Lassen Sie Ihre empfindlichen Zähne von einem Zahnarzt untersuchen. Manchmal sind sensible Zähne auch der Vorbote einer Zahnnerverkrankung oder deuten auf versteckte Karies hin. Wenn Ihre Zähne gesund sind, kann der Zahnarzt zumindest einen Zahnlack aufbringen, der Ihren Zahn wie eine unsichtbare Glocke umgibt.

Mit Empfindlichkeiten, die an gesunden Zähnen nur kurz auftreten und nicht stark sind, sollten Sie zu leben versuchen.

Sich mit empfindlichen Zähnen dauerhaft arrangieren

Verzehren Sie Ihre Nahrungsmittel weder zu kalt noch zu heiß. Extreme Temperaturen schmerzen nicht nur an den Zähnen, sondern schaden auch Ihrem Körper. Eine kranke Speiseröhre und ein empfindlicher Magen sind schwerer zu kurieren als ein schmerzender Zahn.

Zahncremes gegen empfindliche Zähne benutzen

- Putzen Sie Ihre Zähne mit einer Zahncreme gegen empfindliche Zähne. Probieren Sie ruhig einige dieser Zahncremes aus. Nicht jede wirkt bei jedem Menschen.
- Fluorhaltige Gelees zur Festigung des Zahnschmelzes eignen sich vorzüglich als Schmerzstopper. Geben Sie nach der Zahnreinigung einen Tropfen der Paste auf den Finger und verreiben Sie ihn auf der sensiblen Zahnfläche. Tun Sie das so lange, bis die Empfindlichkeit nachgelassen hat, höchstens jedoch 2-mal täglich und auf keinen Fall länger als 3 Tage.

Hilfe für empfindliche Zähne aus dem Schatzkästchen der Homöopathie

- Setzen Sie die Empfindlichkeit des Zahns bei Kälte herab mit *Plantago major D6.* Nehmen Sie 10 Tropfen oder Globuli 3-mal am Tag.
- Erhöhen Sie die Toleranz Ihres Zahns bei Heißem mit *Chamomilla D30.* Nehmen Sie 20 Tropfen oder Globuli 2-mal am Tag.
- Bei Beschwerden, die von einer Entzündung des Zahnmarks herrühren oder starker Warm-Kalt-Empfindlichkeit: *Pulpa dentis D15.* Nehmen Sie 2-mal täglich 10 Tropfen oder Globuli.
- Bei allgemeiner Empfindlichkeit des Zahns nehmen Sie *Arsenicum album D12* (20 Tropfen oder Globuli 2-mal am Tag).

Zähne, Fremdkörper eingebissen zwischen den

Sie kennen das unangenehme Gefühl, wenn etwas zwischen den Zähnen steckt, drückt, zieht und schmerzt und sich einfach nicht mehr mit der Zunge entfernen lässt.

Manchmal sind es auch Stücke der eigenen Zähne, die abbrechen und sich ins Zahnfleisch einspießen. Besonders spröde Zähne oder Zähne mit großen Füllungen splittern bei Kaubelastung oft entlang der Längsachse. Da sich die Bruchstücke fast immer beim Zubeißen lösen, werden sie oft in das

Zahnfleisch gedrückt. Oft bleibt dann die Zahnseide, mit der man den Fremdkörper entfernen will, ebenfalls hängen.

PROBLEM

Sie haben ein unangenehmes Druckgefühl zwischen den Zähnen, das eventuell von einem stechenden Schmerz begleitet ist. Mit der Zunge spüren Sie einen spitzen Fremdkörper.

TIPPS

Den Fremdkörper herausspülen

Spülen Sie mit klarem Wasser. Manchmal haben Sie damit Erfolg, weil das durch die Zahnzwischenräume strömende Wasser einen verkeilten Fremdkörper gerade richten kann. Außerdem wird so der Mund sauber und sie erhalten ein klares Arbeitsfeld für erfolgreichere Entfernungsmethoden.

Zahnseide benutzen...

Spannen Sie die Zahnseide fest zwischen Ihre Finger, führen Sie diese vorsichtig in den Zahnzwischenraum ein und versuchen Sie, mit sägenden Bewegungen den Fremdkörper herauszuziehen. Geben Sie Acht, dass die Zahnseide nicht an Zahnkanten, Füllungsrändern oder Zahnsteinablagerungen hängen bleibt. Falls das geschieht, unterbrechen Sie den Versuch.

Zahnstocher bzw. Zahnhölzer

Mit Zahnstochern, insbesondere solchen aus Kunststoff, können Sie mehr Kraft auf den Fremdkörper ausüben als mit Zahnseide. Sie können sich aber auch leichter verletzen. Prüfen Sie von welcher Seite sich der Fremdkörper leichter lösen lässt. Das erfordert ein wenig Geschick und ist nicht ganz einfach. Außerdem mag es ein wenig wehtun.

Zähne, schiefe

Wenn Zähne frisch durchbrechen, sind sie nicht immer gerade. Durch die Nachbarzähne, die Zähne im Ober- bzw. Unterkiefer sowie den Druck von Zunge und Lippen richten Sie sich meist so aus, dass sie harmonisch in den Zahnbogen passen. Wenn jedoch bleibende Zähne schief bleiben oder wenn Störungen im harmonischen Verlauf der Kieferbögen länger als ein halbes Jahr bestehen bleiben, sollten Sie Ihr Kind bei einem Kieferorthopäden vorstellen.

Zähne, Verfärbungen an den (braune Flecken)

Braune Flecken, besonders wenn sie sich gut sichtbar auf einem Schneidezahn befinden, können sehr störend wirken. Ursachen für braune Flecken sind:

- Karies
- Beläge aus färbenden Nahrungsmitteln (Rotwein, Blau-

beeren), Raucherbeläge, Tee- oder Kaffeeflecken, Verfärbungen, die von Medikamenten herrühren (etwa von Eisentabletten)

- alte Füllungen
- abgescheuerte Schmelzpartien mit offen liegendem Zahnhals (das Zahnbein verfärbt sich leichter als der Schmelz, siehe Abbildung 1, S. 18 und unter »Zahnhals, Verfärbung des«).
- Verfärbungen aufgrund von Tetrazyklingaben während der Entwicklung des Zahns: Tetrazyklin ist ein Antibiotikum, das sich in Knochen und Zähne einlagert und zu hässlichen Verfärbungen führt.

Die Behandlung von Karies, die Reparatur abgescheuerter Schmelzpartien, das Entfernen von Tetrazyklinflecken und der Ersatz alter Füllungen gehören in die Hände des Zahnarztes. Beläge aus färbenden Nahrungsmitteln, Raucherbeläge und Tee- oder Kaffeeflecken können Sie selbst entfernen.

Problem

Sie haben braune Flecken an den Zähnen im sichtbaren Bereich. Die Flecken lassen sich mit normalen Zahnpflegemaßnahmen nicht entfernen.

Tipps

Braune Flecken mit Zahncreme selbst entfernen

Um Raucher-, Tee- oder Kaffeebeläge zu entfernen, gibt es spezielle Zahncremes. Wenn Putzen nicht reicht, können Sie die Zahnpasta auf ein Wattestäbchen geben und damit den Fleck *vorsichtig* wegreiben. Kleine braune Belagflecken lassen sich punktgenau mit einem Zahnstocher oder einem hölzernen Schaschlikspieß, ebenfalls unter Mithilfe der Zahnpasta, behutsam beseitigen. ***Vorsicht!*** Gehen Sie achtsam vor, sonst lösen Sie den Schmelz mit ab. Benutzen Sie *keinesfalls* metallene Gegenstände (Nadeln, Taschenmesser usw.).

Zahnverfärbungen mit Heilerde wegzaubern

Putzen Sie Ihre Zähne mit Heilerde: Diese wird zunächst mit etwas Wasser zu einem Brei angerührt. Dann bürsten Sie die Zähne wie gewohnt (von Rot nach Weiß!) mit dieser Paste. Auch Verfärbungen auf dem Zahnersatz lassen sich in den meisten Fällen auf diese Weise mit einer harten Zahnbürste entfernen. ***Vorsicht!*** Beim Zähneputzen die Heilerde-Paste statt Ihrer Zahnpasta nur höchstens 1-mal im Monat 2 bis 3 Tage lang verwenden. Bei Zahnfleischentzündung aussetzen.

Oberflächlich verfärbte Füllungen wieder hell bekommen

Die Reparatur alter Füllungen gehört in die Hände des Zahnarztes. Manchmal allerdings ist auch an Füllungen die Verfärbung nur oberflächlich.

Zähne, Verfärbungen an den (graue, gelbe oder braune Zähne)

Alle Zähne werden im Laufe des Alterns dunkler. Selbst wenn sie absolut sauber sind und kein Belag die Oberfläche verändert hat, erscheinen sie grauer, gelber oder brauner als früher. Sie lassen sich allerdings durch Bleichen aufhellen. Zahnbleichsets gibt es in Apotheken und Drogerien, sie sind relativ preiswert. Schöner und schonender bleicht aber in jedem Fall Ihr Zahnarzt die Zähne. Allerdings kostet Sie das auch ein bisschen mehr. Bei beiden Methoden ist ein regelmäßiges Nachbleichen erforderlich, um das Ergebnis dauerhaft zu machen.

PROBLEM
Ihre Zähne sind wesentlich dunkler als früher.

Tipps

Mit Soda (Natriumbikarbonat in Backpulver) verfärbte Zähne aufhellen

Wenn Sie den Eindruck haben, dass Ihre Zähne insgesamt dunkler geworden sind, können Sie die Backpulver-Methode ausprobieren. Nehmen Sie 1 Teelöffelchen Backpulver in den Mund und speicheln Sie es ein, bis eine zähflüssige Masse entsteht. Putzen Sie mit dem Brei nach dem Zähneputzen 5 Minuten lang die Zähne.

Vorsicht walten lassen bei Zahnbleichsets!

Besser als Backpulver wirken Zahnbleichsets aus der Apotheke. Allerdings ist ihre Anwendung kompliziert: Zunächst müssen Sie aus der im Set beiliegenden Kunststoffscheibe eine Zahnschiene anfertigen. In die Schiene geben Sie die Bleichlösung und das Ganze tragen sie über Nacht oder auch tagsüber. Im günstigsten Fall erscheinen Ihre Zähne bereits nach einigen Tagen heller. Oft dauert es aber auch Wochen, bis man einen Erfolg sieht. Die Inhaltsstoffe der Bleichmittel können das Zahnfleisch verätzen, wenn die Bissschienen nicht genau passen. Bei Zähnen mit kariösen Stellen oder undichten Füllungen kann das Mittel in den Zahn eindringen und Schäden verursachen. Besser ist es, das Bleichen vom Zahnarzt durchführen zu lassen. Einen etwas schwächeren Effekt erhalten Sie mit speziellen Zahncremes zur Aufhellung ihrer Zähne. (Verwechseln

Sie diese Cremes nicht mit so genannten »Raucherzahncremes«. Diese haben ein besonders grobes Korn und schaden bei häufiger Anwendung Ihrem Schmelz!)
Vorsicht! Benutzen Sie keine Zahnbleichsets, wenn Sie schwanger sind.

Die Zähne weiß und gesund erhalten

Mittel zur Fluoridierung des Zahnschmelzes (wie sie etwa als Gelees in der Kinderprophylaxe verwendet werden) überziehen den Zahn mit einer feinen weißen Schicht. Putzen Sie 2-mal in der Woche abends Ihre Zähne vorsichtig mit einem Fluorgel und Ihre Zähne werden nicht nur weißer, sondern auch optimal gehärtet.

Zähne, Verfärbungen an den (weiße Flecken)

Weiße Flecken auf den Zähnen (Kreideflecken) können zwei Ursachen haben: Karies oder eine Schmelzstörung aufgrund einer zu hohen Fluorgabe während der Zahnentwicklung. Schmelzentwicklungsstörungen lassen sich nicht rückgängig machen. Sie sind nicht hässlich, sondern eher eine dezente individuelle Note. Bei beginnender Karies ist allerdings Vorsicht angesagt: Leicht kann daraus ein Loch werden.

PROBLEM
Sie haben im sichtbaren Bereich weiße Flecken auf Ihren Zähnen.

Tipps

Fluorflecken von beginnender Karies unterscheiden

Fluorflecken befinden sich meist da, wo der Schmelz am dicksten ist: Bei Schneidezähnen in der Nähe der Schneidekante und bei seitlich sitzenden Zähnen auf der Kaufläche oder an den Seiten am Übergang zur Kaufläche. Weiße Entkalkungsstellen einer beginnenden Karies finden sich da, wo Bakterienbeläge leicht haften bleiben: Am Zahnhals und in der Nähe der Zahnzwischenräume.

Zu Fluorflecken stehen – die Entwicklung von Karies stoppen

Stehen Sie zu Ihren Fluorflecken. Sie werden im Laufe des Lebens nicht schlimmer. Anders ist es mit den entkalkten Stellen aufgrund von beginnender Karies: Sie sollten Ihre Mundpflege verbessern. Achten Sie darauf, dass sich keine bakteriellen Beläge am Zahn festsetzen können. Für die Reinigung des Zahnhalses nutzen Sie die Zahnbürste, für die Zahnzwischenräume verwenden Sie Zahnseide, einen Zahnstocher oder ein spezielles Bürstchen (fragen Sie Ihren Zahnarzt oder lassen Sie sich in der Apotheke beraten).

Zähneknirschen (Bruxismus)

Unter »Zähneknirschen« versteht man das unbewusste Gegeneinanderreiben der Zähne im Schlaf. Es gibt auch eine bewusste Variante: das Zahnpressen. Wenn Sie während des Schlafes Ihre Zähne gegeneinander reiben, als wären es Mühlsteine, so liegt das entweder an einer Fehlbelastung Ihrer Zähne oder Sie haben psychische Probleme. Die Folgen von nächtlichem Knirschen sind abgeschliffene Zahnflächen, aufbissempfindliche oder schmerzhafte und lockere Zähne, Zahnfleischentzündungen und Kiefergelenksschmerzen, Kopf- und Nackenschmerzen.

Daher ist Zähneknirschen nicht nur eine Ersatzhandlung, sondern eine Form der Autoaggression. Statt Wut oder Unzufriedenheit in Handlungen umzusetzen, die in der Außenwelt wirken, werden die Zähne aufeinander gebissen. Die Hauptursache für Knirschen liegt im Stress: Stress führt zum Knirschen und Knirschen setzt unsere Zähne unter Stress! Zähneknirschen hat für das Gebiss unangenehme Folgen:

- Es kommt zu Sprüngen im Zahnschmelz.
- Durch Verlust an Schmelz und Dentin werden die Zähne temperaturempfindlich.
- Zahnhalteapparat und Kieferknochen nehmen Schaden. Die Zähne werden locker.
- Die Kiefergelenke werden übermäßig beansprucht. Es kann zu Schmerzen und dauerhaften Knack- und Reibegeräuschen kommen.

Problem

Sie knirschen nachts. Sie haben – besonders nach dem Aufwachen – Schmerzen an den Zähnen oder am Kiefer. Sie beobachten einen Rückgang Ihres Zahnfleischs. Der Schmelz Ihrer Zähne ist abgescheuert.

Tipps

Stress reduzieren und entspannen lernen!

Gestalten Sie Ihr Leben ruhiger, arbeiten Sie weniger. Zähneknirschen ist ein Alarmsignal: Sie überfordern sich – geistig, körperlich und seelisch. Gönnen Sie sich Ruhepausen, tun Sie sich selbst etwas Gutes: ein Wochenende in der Natur, Autogenes Training, ein Meditationskurs... es gibt so viel! Geben Sie sich selbst Raum. Ihre Gesundheit ist der größte Schatz in Ihrem Leben.

Die Schäden klein halten

Lassen Sie sich von Ihrem Zahnarzt eine Knirscherschiene anfertigen. Eine Knirscherschiene ähnelt dem Zahnschutz eines Boxers. Je weicher und gummiartiger sie ist, umso besser. So können Sie Ihre Probleme zerbeißen und zerknirschen, ohne dass es Ihren Zähnen schadet.

Wenn es schnell gehen muss und kein Zahnarzt zur Stelle ist, eignet sich als Antiknirsch-Notbehelf auch ein Zahnschutz, wie es ihn in Sportgeschäften zu kaufen gibt. Leider schützen Knirscherschienen nur die Zähne, nicht aber das sensible Kiefergelenk.

Die Kaumuskeln durch Gegendruck lockern – eine mundgymnastische Übung

Setzen Sie sich mit aufrechtem Rücken an einen Tisch. Der Tisch sollte so hoch sein, dass Sie bei aufgestützten Ellbogen bequem mit Ihren Fingern den Kiefer berühren können. Entspannen Sie nun Ihre Hände, indem Sie sie auf den Tisch legen, Handflächen nach oben, und einige Male behutsam zur Faust ballen und wieder loslassen. Entspannen Sie Ihren Kiefer, indem Sie ihn langsam öffnen, schließen, nach rechts und nach links und nach vorn und zurückschieben. Legen Sie bei aufgestützten Ellbogen die Finger beider Hände so an den Unterkiefer, dass sich die kleinen Finger einen Zentimeter oberhalb der Kinnspitze (zwischen Kinn und Unterkieferschneidezähnen) und die Daumen unter dem Unterkiefer befinden. Zeige-, Mittel- und Ringfinger legen Sie an die Seiten des Unterkiefers: Lassen Sie nun Ihre Kaumuskeln völlig entspannen und bewegen mit den kleinen Fingern Ihren Unterkiefer auf und zu. Dann bewegen Sie ihn mit Zeige-, Mittel- und Ringfingern nach rechts und links. Nun bewegen Sie Ihren Kiefer mit allen Fingern kreisend... zuerst horizontal... und dann vertikal. Seien Sie achtsam bei den Bewegungen. Diese Übung lockert die Kaumuskeln. Während die Auf-und-ab-Bewegung meist auf Anhieb klappt, erfordern die von den eigenen Fingern geführte Rechtslinks- und die Kreisbewegung etwas Übung. Siehe auch Übung unter »Zahn, lockerer (schon seit längerer Zeit)«.

... und noch mehr Gymnastik für das Kiefergelenk

Legen Sie sich mit dem Rücken auf eine weiche Unterlage, so dass Ihre Nase zur Zimmerdecke weist. Entspannen Sie sich, während Sie die Zimmerdecke betrachten. Öffnen und schließen Sie einige Male den Mund. Schieben Sie den Unterkiefer hin und her. Tun Sie dies, ohne sich besonders anzustrengen. Nun schließen Sie die Augen und malen Sie mit der Spitze Ihres Kinns horizontale Kreise in die Luft. Kreisen Sie einige Male nach rechts, dann nach links. Versuchen Sie auch vertikale Kreise zu zeichnen, indem Sie Ihren Kiefer nach vorn und zurück bewegen (in beide Richtungen). Entspannen Sie sich wieder. Nun schreiben Sie mit dem Kinn Ihren Namen in die Luft. Wenn Ihnen das schwer fällt, stellen Sie sich vor, dass an Ihrem Kinn eine Lichtquelle befestigt ist, die einen Lichtpunkt auf die Zimmerdecke wirft. Belassen Sie es nicht bei ihrem Namen. Schreiben Sie Ihre Wünsche auf, malen Sie eine Sonne oder ein Strichmännchen...
Bevor Sie die Übung beenden, schließen Sie sanft den Mund und bleiben noch einen Augenblick entspannt liegen. Dann öffnen Sie die Augen, recken und strecken sich und stehen auf.

Hilfe aus dem Schatzkästchen der Homöopathie

- Bei Schmerzen an den Zähnen, am Kiefer und an den Kiefergelenken hilft *Belladonna D30.* Nehmen Sie 3-mal täglich 1 bis 3 Tropfen. Bei starken Schmerzen stündlich.
- Zur Beruhigung nehmen Sie *Mercurius solubilis D12* oder *China D12.* 2- bis 3-mal täglich 10 Tropfen oder Globuli.

Lassen Sie sich von der Kraft der Pflanzen helfen

- *Hopfen*tee beruhigt und lässt Sie nachts weniger knirschen.
- *Melissen*tee wirkt entkrampfend.
- *Baldrian* wirkt einschläfernd und beruhigt.
- *Johanniskraut* gilt als pflanzliches Antidepressivum. Außerdem können Sie besser einschlafen.
- Mit *Kava-Kava* (Rauschpfeffer) können Sie besser einschlafen und sind weniger ängstlich.

Dem Knirschen mit Heilsalzen einen Riegel vorschieben

Zu einem erholsamen, knirscharmen Schlaf verhilft Ihnen das Schüßlersalz Nr. 7 (*Magnesium phosphoricum*). Geben Sie vor dem Zubettgehen 10 Tabletten in eine Kaffeetasse und gießen Sie mit kochendem Wasser auf. Verwenden Sie zum Umrühren einen Löffel aus Plastik oder Holz, da ein Metalllöffel die Wirksamkeit des Mittels verändern würde. Trinken Sie die Lösung schluckweise.

Die Knirschprobleme mit dem Zauber der Bach-Blüten lindern

- Wenn Sie nachts von Sorgen gedrückt werden, helfen *Agrimony* und *White Chestnut.*
- Bei Depressionen nehmen Sie *White Chestnut* und *Mustard.*
- Schuldgefühle verjagen Sie mit *White Chestnut, Pine* und *Honeysuckle.*
- Vor Alpträumen bewahren Sie *Aspen, Rock Rose* und *White Chestnut.*

Zur Dosierung und Einnahme der Bach-Blüten siehe Seiten 53 ff.

Siehe auch unter »Knirscherschiene, Probleme mit der«.

Zahnen

siehe unter »Zahnschmerzen und Zahnen (bei Kindern und Kleinkindern)«

Zahnersatz, schmutziger Belag auf dem

Je älter Prothesen werden, desto mehr Porositäten und Kratzer bekommen sie und desto mehr Zahnstein lagert sich ab. Das stört nicht nur die Ästhetik, sondern kann auch unangenehm riechen (siehe auch unter »Mundgeruch«).

Problem

Der Zahnersatz weist schwarze, braune, graue, gelbe oder weiße Verfärbungen auf. Die Verfärbungen lassen sich nicht mit handelsüblichen Prothesenreinigern entfernen.

Tipps

Die Prothese sauber halten

Das beste Mittel, um Prothesen (insbesondere Totalprothesen) zu reinigen, ist immer noch Kernseife. Benutzen Sie keine Zahncreme. Die enthält feine Schleifkörper, die für Ihre natürlichen Zähne bestimmt sind. In die Kunststoffoberfläche Ihrer Prothese schleifen sie feine Rillen (so wie ein Schlittschuhläufer mit seinen Schlittschuhen Rillen in die Eisfläche schleift), in denen sich Bakterien ansiedeln können. Reinigungstabletten eignen sich nur für stark verschmutzte Prothesen. Für den täglichen Gebrauch sind sie zu scharf. Auch sie erzeugen eine raue Oberfläche und damit Brutplätze für Bakterien. Kochen Sie Ihre Dritten nicht. Das nimmt ihnen die Farbe und lässt sie unschön aussehen. Legen Sie beim Reinigen ein Handtuch in das Waschbecken

oder lassen Sie es halb voll mit Wasser laufen. So geht nichts zu Bruch, falls Ihnen die Dritten beim Reinigen aus den Händen gleiten.
In Abhängigkeit von der Härte des Belages wirkt diese Methode nicht bei jedem Menschen gleich gut. Bei hartnäckigen Belägen sollten Sie diese vom Zahnarzt wegschleifen lassen.

Zahnsteinauflagerungen von der Prothese entfernen

Wenn sich an Ihrem »guten Stück« Zahnstein abgelagert hat (im Unterkiefer hinter den Frontzähnen, im Oberkiefer an der Außenseite der Mahlzähne), probieren Sie es einmal mit Zitronensäure oder Haushaltsessig. Geben Sie also Zitronensäure oder Haushaltsessig auf einen Wattebausch, legen Sie diesen auf die betreffende Stelle und lassen Sie das Ganze einwirken. Danach putzen Sie diese Stelle gründlich und vorsichtig. Diese Prozedur müssen Sei vielleicht mehrmals wiederholen – seien Sie geduldig, in den meisten Fällen löst sich der Belag langsam auf.
Raucherbeläge lassen sich wegpolieren. Das sollten Sie allerdings nicht selbst versuchen, da die Oberfläche von Prothesen auf Hochglanz poliert ist und ein Herumschleifen mit den falschen Instrumenten diesen zerstören würde. Lassen Sie solche Beläge vom Zahnarzt entfernen.

Zähneputzen, Würgereiz beim

Der hintere Bereich des Gaumens ist sehr empfindlich. Wenn Sie diesen Teil des Gaumens oder den Rachen mit einem Gegenstand berühren, kommt es zu einem Würgereflex. Gewöhnlich liegt dieser Bereich so weit hinten, dass er beim Zähneputzen nicht gereizt werden kann. Es gibt jedoch Menschen, die bereits beim Reinigen ihrer Backenzähne mit einer Zahnbürste einen so starken Würgereiz verspüren, dass sie diese Zähne nicht richtig putzen können.

PROBLEM

Beim Zähneputzen spüren Sie einen deutlichen Würgereiz. Sie sind nicht in der Lage, Ihre hinteren Backenzähne ausreichend zu reinigen.

TIPPS

Dem Würgereiz ein Schnippchen schlagen

- Wählen Sie eine intensiv schmeckende und auf dem Zahnfleisch brennende Zahncreme.
- Spülen Sie vor dem Zähneputzen mit einem Mundspülmittel aus der Apotheke. Wählen Sie ein Mundspülmittel, das sehr »scharf« ist oder das Zunge und Schleimhaut ein wenig pelzig macht.
- Oder spülen Sie vor dem Zähneputzen mit einer *Teebaumöl*-Lösung (5 Tropfen Teebaumöl auf 1 Glas lauwarmes Wasser geben).

Lenken Sie sich ab!

Putzen Sie Ihre Zähne zum Beispiel bei wundervoller Musik.

Zähne vom Zahnarzt reinigen lassen

Sprechen Sie Ihren Zahnarzt darauf an, dass Sie wegen eines starken Würgereizes Ihre hinteren Zähne nicht richtig putzen können. Dieser wird Ihnen ein betäubendes Spray auf die Schleimhaut sprühen und Ihre Zähne reinigen.

Zahnextraktion oder operativer Eingriff, Probleme nach

Wird ein Zahn gezogen, so ist das immer mit einem gewissen Maß an Gewalt verbunden. Es hinterlässt eine mehr oder weniger tiefe Wunde im Knochen, in der sich oft Bakterien des entfernten Zahns und abgestorbene Gewebsreste befinden und in die Blut hineinfließt. Einerseits sollte solch eine Wunde offen bleiben, damit die herausfließenden Körpersekrete Eiter, Zellreste und Bakteriengifte ausschwemmen. Andererseits aber sollte die Wunde so gut verschlossen sein, dass keine neuen Bakterien oder Speisereste aus der Mundhöhle in die Wunde eindringen können.

Problem

Ihnen ist ein Zahn gezogen worden oder Sie haben eine Kieferoperation hinter sich. Sie möchten wissen, wie Sie die Wunde optimal pflegen.

Tipps

Sich nach einer Zahnextraktion richtig verhalten

- Spülen Sie die Wunde nicht. Das würde den sich entwickelnden Blutpfropf wieder aufreißen.
- Senken Sie die Gefahr von Nachblutungen: Meiden Sie anstrengende körperliche Arbeiten: Bücken Sie sich nicht unnötig und heben Sie nicht schwer.
- Essen Sie nicht, solange die Spritze wirkt.
- Trinken Sie einen Tag lang keinen Alkohol, keinen koffeinhaltigen Kaffee und rauchen Sie nicht.
- Verzichten Sie einige Zeit auf Milchprodukte.
- Putzen Sie Ihre Zähne besonders sorgfällig. Reinigen Sie die Wunde oder die Nähte mit einem Wattestäbchen.
- Sollte die Kieferhöhle bei der Operation eröffnet worden sein (wenn beispielsweise ein Zahn im Oberkiefer gezogen wurde), dürfen Sie einige Tage nicht schneuzen.
- Fahren Sie auf keinen Fall selbst Auto, nachdem Sie eine Betäubungsspritze erhalten haben. Nehmen Sie sich ein Taxi oder benutzen Sie öffentliche Ver-

kehrsmittel. Vielleicht haben Sie aber auch eine liebe Freundin bzw. einen lieben Freund mit Auto, die oder der Sie gern begleitet.

Die Blutung einer frischen Extraktionswunde stoppen

Nachdem der zerstörte oder lockere Zahn gezogen worden ist, sollten Sie ½ Stunde lang auf einen Tupfer oder eine Watterolle beißen. Das stoppt den Blutfluss und danach hat sich meist ein fester Pfropf aus geronnenem Blut gebildet. Eine leichte Nachblutung, die bis zu einem Tag dauern kann (mit einem unangenehmen Blutgeschmack im Mund und Blutflecken am Morgen auf dem Kopfkissen), ist normal.

Nachblutungen stoppen

Wenn die Wunde nicht aufhören will zu bluten, beißen Sie noch einmal ½ Stunde auf einen Teebeutel oder ein Tampon. Nehmen Sie *Kamillen*tee und Sie haben die Heilwirkung der Kamille gleich mit dabei. Sie können auch andere Tees verwenden. Nur sollte der Teebeutel kein Kraut enthalten, gegen das Sie allergisch sind, und er sollte keine gerinnungshemmenden Stoffe enthalten, zum Beispiel Weidenrinde oder Mädesüß.

Kühlung lindert den Schmerz!

Versuchen Sie es zuerst einmal mit einem Eisbeutel (Eis

in einen Waschlappen geben und das Ganze in einen kleinen Plastikbeutel) oder kaufen Sie sich ein »Kältekissen« in Ihrer Apotheke, das Sie vorab eine Weile ins Tiefkühlfach Ihres Kühlschranks legen. Eine Anwendung sollte nicht mehr als 15 Minuten dauern. Orientieren Sie sich außerdem an den Ratschlägen unter »Zahnschmerzen (allgemein)« und unter »Zahnschmerzen, starke, pulsierende«.

Hilfe aus dem Schatzkästchen der Homöopathie

- Bei Beschwerden nach Operationen hilft *Arnica D8* oder *D10.* Nehmen Sie 10 Globuli oder 10 Tropfen 2-mal am Tag. Es gibt auch Arnicasalbe, mit der Sie die betroffene Stelle von außen einreiben können.
- Stillen Sie Nachblutungen mit *China D12* (wenn der klopfende Schmerz schlimmer wird durch leichte Berührung und besser durch harten Druck), *Achillea millefolium D4* (wenn die Blutung zu einem schwachen Kreislauf führt) oder *Phosphorus D30* oder *D200* (wenn die Blutung mit Kopfschmerzen verbunden ist); hier genügt eine einzige Gabe von 10 Tropfen oder Globuli.
- Wenn neben Weichgewebe auch die Knochenhaut verletzt ist, hilft *Ruta D10.* Wurde gar am Knochen operiert, empfiehlt sich *Symphytum D10.* Nehmen Sie 10 Globuli oder Tropfen 2-mal am Tag.
- Schmerzen nach Operationen kommen oft von ver-

letzten Nerven. Hier hilft *Hypericum D10.* Nehmen Sie 10 Globuli oder Tropfen 2-mal am Tag.

- Bei schlecht heilenden Wunden empfiehlt sich *Silicea D12.* Über mehrere Wochen 10 Globuli oder Tropfen 2-mal am Tag einnehmen.

Sie können homöopathische Mittel auch prophylaktisch anwenden, wenn eine Operation bevorsteht:

- Wenn Sie Wundheilungsstörungen befürchten (etwa bei Zahnextraktionen), nehmen Sie 3 Tage vor einer Operation *Arnica D12*, 2- bis 3-mal täglich 10 Tropfen oder Globuli.
- Bei befürchteter Infektion nehmen Sie *Phytolacca D12* Etwa 1 Woche vor dem Eingriff bis 1 Woche danach 10 Globuli oder Tropfen mehrmals am Tag einnehmen.

Sich bei der Heilung von den Salzen des Lebens helfen lassen

Nach einer Zahnextraktion oder Operation am Knochen dauert es etwa 8 bis 12 Wochen, bis die Knochenwunde vollständig verheilt ist. Für den Knochenaufbau förderlich ist das Schüßlersalz Nr. 2 (*Calcium phosphoricum*). Lassen Sie täglich 1 bis 2 Tabletten im Mund zergehen. Haben Sie bei der Operation viel Blut verloren, unterstützen Sie die Blutbildung mit dem Schüßlersalz Nr. 3 (*Ferrum phosphoricum*).

Sich von der Natur bei der Heilung helfen lassen

- *Kamille* und *Holunderbeere* helfen, wenn Sie eine Operation im Mund hatten. Kochen Sie sich Tees und trinken Sie über den Tag verteilt mehrmals je ½ Tasse. Bei Holunder eignet sich auch ein Sirup in Verdünnung von 1 zu 10 mit stillem Mineralwasser.
- Mit einer Mundspüllösung aus höchstens 5 Tropfen *Teebaumöl* auf 1 Glas lauwarmes Wasser oder einer verdünnten *Propolis*-Lösung (wird aus dem Kittharz der Bienen gewonnen, Sie erhalten es bei Ihrem Imker, in der Apotheke, im Naturkostladen oder im Reformhaus) können Sie den Mund *vorsichtig* ausspülen. So werden Keime abgetötet und Entzündungen vereitelt.

Zahnfach, trockenes

Wenn ein Zahn gezogen wird, läuft Blut in die Knochenwunde hinein, gerinnt und verhindert, dass ein Hohlraum entsteht, in dem sich Speisereste festsetzen und Bakterien wachsen könnten. Manchmal jedoch ist nicht genug Blut da, um das Loch im Knochen zu füllen. Dann spricht man von einem »trockenen Zahnfach« oder einer »trockenen Alveole«. In dem Hohlraum können sich Speisereste verstecken, in denen Bakterien wachsen, die eine Entzündung des Knochens hervorrufen und zu einem äußerst üblen Mundgeruch führen. Trockene Alveolen können sehr schmerzhaft sein. Die Behandlung muss durch einen Zahnarzt erfolgen und ist sehr einfach: Der Zahnarzt wäscht zunächst das Zahnfach sauber und gibt dann einen mit einer heilenden Flüssigkeit getränkten Gazestreifen hinein. Gegebenenfalls muss dieser Streifen mehrere Male gewechselt werden.

PROBLEM

Ihnen wurde ein Zahn gezogen. Anstelle eines Blutpfropfs ist ein Loch im Kiefer, in dem sich Speisereste festsetzen. Es riecht schlecht und schmerzt.

TIPPS

So heilt die Kieferwunde schneller

Am Tag der Zahnextraktion sollten Sie den Mund nicht spülen, damit sich ein Blutpfropf bilden kann. Einen Tag nach dem Zähneziehen können Sie mit Spülungen beginnen. Bis dahin hat sich der Blutpfropf gefestigt. Hat sich jedoch bisher kein Pfropf gebildet, so entsteht auch keiner mehr. In diesem Fall sollten Sie die Wunde peinlichst sauber halten. Wenn Sie eine Munddusche besitzen, stellen Sie einen sanften Strahl ein und spülen Sie damit die Wunde sauber. Falls Sie keine Munddusche besitzen, kaufen Sie sich in der Apotheke Spritzen (solche, mit denen der Arzt Injektionen gibt). Für diese gibt es flexible Aufsätze, mit denen Sie sich nicht verletzen können (fragen Sie Ihren Zahnarzt!). Mischen Sie sich lauwarmes Kochsalzwasser (geben Sie so viel Kochsalz in 1 Glas lauwarmes Wasser, dass die Mischung schmeckt wie eine leicht versalzene Suppe), ziehen Sie die Lösung in die Spritze auf und spülen Sie das leere Zahnfach damit *vorsichtig* aus.

Hilfe aus dem Schatzkästchen der Homöopathie

- *Belladonna D6* dämpft Schmerzen und wirkt fiebersenkend. Nehmen Sie stündlich 10 Tropfen oder Globuli.
- *Chamomilla D3* dämpft starke Schmerzen. Nehmen Sie stündlich 10 Tropfen oder Globuli.
- *Arnica D30* nimmt den üblen Mundgeruch. Nehmen Sie 10 Tropfen oder Globuli am Tag.

Sich von der Kraft der Natur helfen lassen

- Heilen Sie die Entzündung mit *Echinacea* (nehmen Sie 1 Kapsel oder 1 Tablette [450 Milligramm] alle 2 Stunden), mit *Propolis* (hierbei handelt es sich um das Kittharz der Bienen; als Kapseln oder Spülung erhalten Sie es beim Imker, in der Apotheke, im Naturkostladen oder Reformhaus) oder *Teebaumöl*-Lösung.
  Vorsicht! Nehmen Sie für eine Teebaumöl-Spülung höchstens 5 Tropfen reines Teebaumöl (von guter Qualität!) auf 1 Glas lauwarmes Wasser.
- Stärken Sie Ihr Immunsystem: Schlafen Sie ausreichend, ernähren Sie sich gesund, verzichten Sie auf Zigaretten.
- Beschleunigen Sie die Heilung der Wunde mit

Schachtelhalm. Nehmen Sie täglich 1 Kapsel oder 1 Tablette (400 Milligramm).

Zahnfleisch oder Gaumen, Fremdkörper eingespießt in

Im Zahnfleisch oder Gaumen eingespießte Fremdkörper sind selten so tief, dass sie sich nicht mit der Zunge entfernen lassen. Meist handelt es sich um Fischgräten und Knochensplitter. Andere scharfkantige Nahrungsbestandteile (harte Pflanzenteile, Glassplitterchen, Metallstückchen) sind selten. Wenn sich der Fremdkörper mit den vorgeschlagenen Methoden nicht entfernen lässt, gehen Sie zum Zahnarzt. Bei Fremdkörpern, die weiter hinten im Rachen stecken bleiben, sollten Sie sich umgehend auf den Weg zum Hals-Nasen-Ohren-Arzt machen.

PROBLEM
Im Zahnfleisch oder im Rachen steckt ein Fremdkörper und lässt sich nicht entfernen.

Tipps

Sich mit der Zunge helfen

Spielen Sie mit der Zunge am tastbaren Ende des Fremdkörpers so lange, bis er sich löst.

Die Hände oder eine Pinzette oder… zur Hilfe nehmen

Alles, was helfen könnte den Fremdkörper zu fassen, ist erlaubt: die Finger, eine Pinzette, eine kleine Zange (aber: Vorsicht!), … Bei eingespießten Fremdkörpern in der Speiseröhre hat es sich bewährt, große Bissen frisches Brot zu schlucken. Manchmal bleibt der Fremdkörper (etwa die Fischgräte) darin hängen und rutscht mit dem Brot in den Magen.

Zahnfleischbluten

Gesundes Zahnfleisch ist blassrosa. Es blutet nicht bei Berührung. Menschen, die älter als 40 Jahre sind, verlieren mehr Zähne aufgrund von Zahnfleischerkrankungen als durch Karies. Zahnfleischbluten ist das erste Alarmsignal einer beginnenden Zahnfleischerkrankung! Die Ursache der Blutung ist meist eine Entzündung am Übergang vom Zahn zum Kiefer, die von einem Bakterienbelag herrührt. Wird hier nicht frühzeitig die Putztechnik geändert und der Bakterienbelag regelmäßig vollständig entfernt, frisst sich die Entzündung in die Tiefe, und aus einer Zahnfleischentzündung wird eine Erkrankung des Zahnhalteapparats.

Es gibt auch innere Ursachen, die Ihr Zahnfleisch bluten lassen: Diabetes, Blutgerinnungsstörungen, Vitaminmangel. Auch bei hormonellen Umstellungen ist das Zahnfleisch empfindlicher. In der Pubertät, während einer Schwangerschaft und in den Wechseljahren kommt es häufiger zu Zahnfleischbluten. Darüber hinaus lässt eine Reihe von Medikamenten (etwa Mittel gegen erhöhten Blutdruck) das Zahnfleisch leichter bluten.

Das beste Mittel gegen Zahnfleischbluten ist eine gute Mundpflege und der regelmäßige Besuch beim Zahnarzt. Wenn Sie unter Zahnfleischbluten leiden, sollten Sie sich alle 3 Monate bei Ihrem Zahnarzt zur Säuberung Ihrer Zahnzwischenräume und Zahnfleischtaschen einfinden.

PROBLEM

Das Zahnfleisch blutet bei Berührung. Beim Zähneputzen ist das Spülwasser rot.

TIPPS

Zahnfleischblutungen vorbeugen

- Putzen Sie Ihre Zähne nach jeder Mahlzeit. Versuchen Sie es einmal mit einer elektrischen Zahnbürste. Verwenden Sie keine scharfen oder aggressiven Zahncremes. Am besten eignen sich Zahncremes mit *Aloe vera* und *Soda* (Natriumbikarbonat).

- Säubern Sie die Zahnzwischenräume gründlich mit Zahnseide, einem Interdentalbürstchen oder einem Zahnhölzchen.
- Benutzen Sie Mundspülmittel, die Bakterien abtöten (etwa mit *Teebaumöl* oder *Propolis*, dem Kittharz der Bienen). Hüten Sie sich aber vor Mundspülmitteln, die Alkohol enthalten. Das könnte die Bereitschaft des Zahnfleischs zu bluten erhöhen.
- Verwenden Sie Heilcremes für Ihr Zahnfleisch, um die Entzündungsbereitschaft zu senken.
- Bringen Sie Ihr Abwehrsystem auf Vordermann: Nehmen Sie ausreichend *natürliche* Vitamine zu sich (*Gelee Royale* und *Blütenpollen* aus der »Bienenapotheke« sind hier sehr zu empfehlen – Sie erhalten es in Reformhäusern, Naturkostläden oder bei Ihrem Imker –, aber auch Vitaminpräparate aus der Apotheke), sorgen Sie für genügend Schlaf, trinken Sie Alkohol nur in Maßen, lassen Sie die Zigaretten weg.
- Vermeiden Sie scharf gewürzte Speisen. Essen Sie so wenig Fleisch und Zucker wie möglich und meiden Sie zuckerhaltige Getränke. Trinken Sie viel Wasser oder Tees, um den Speichelfluss anzuregen. Bakterien fühlen sich in einem gut durchspeichelten Mund nicht sehr wohl. Essen Sie ballaststoffreiche grobe Nahrung (frisches Gemüse, Äpfel). Dadurch werden Zähne und Zahnfleisch bereits beim Kauen gereinigt und die Bakterien finden weniger Nährstoffe vor.

- Gehen Sie regelmäßig zum Zahnarzt und lassen Sie Ihre Zähne reinigen.
- Bauen Sie Stress ab. Schaffen Sie sich Oasen der Entspannung in Ihrem Alltag.

Zahnfleischbluten stoppen

Zunächst sollten Sie herausfinden, an welchen Zähnen das Zahnfleisch blutet. Ihr Erfolg bei der Genesung des Zahnfleischs steigt, wenn möglichst wenige Zähne betroffen sind. Säubern Sie diese Zähne besonders gründlich. Putzen Sie auch dann, wenn es blutet. Die Bakterien und abgestorbenen Zellreste müssen gründlich entfernt werden. Dann spülen Sie mit Kochsalzwasser (geben Sie so viel Kochsalz in 1 Glas lauwarmes Wasser, dass es wie eine leicht versalzene Suppe schmeckt). Wichtig ist, dass Sie die Lösung durch die Zahnzwischenräume ziehen. Anschließend massieren Sie vorsichtig eine Zahnfleischcreme in das Zahnfleisch ein. Nehmen Sie dazu ein erbsengroßes Stück der Creme auf einen Finger und verteilen die Creme mit leicht klopfenden Bewegungen rund um den Zahn.

Die Blutungsbereitschaft des Zahnfleischs mit Tees herabsetzen

- *Schachtelhalm*tee lässt Schwellungen zurückgehen, hilft bei Entzündungen und reinigt das Blut. Er darf nicht angewendet werden bei eingeschränkter Herz- oder Nierentätigkeit.

- *Hirtentäschel* wirkt blutstillend.
- *Kamille* heilt und beruhigt.
- *Salbei* heilt Entzündungen am Zahnfleisch und im Rachen.
- *Ringelblume* hilft bei schlecht heilenden Wunden am Zahnfleisch.

Die Tees wirken am besten, wenn Sie mit jedem Schluck ausgiebig, aber sanft den Mund spülen.

Zahnfleischbluten ist ein Warnsignal!

- Sie sollten auf alle Fälle zum Zahnarzt gehen, wenn Ihr Zahnfleisch nach 2-wöchigen eigenen Mundhygienemaßnahmen noch immer blutet, wenn das Zahnfleisch vieler Zähne beteiligt ist oder das Gewebe rund um das blutende Zahnfleisch anschwillt.
- Blutendes Zahnfleisch kann außerdem ein Hinweis auf allgemeine gesundheitliche Probleme sein. Lassen Sie sich allgemeinärztlich untersuchen, wenn Zahnfleischbluten plötzlich auftritt und trotz der Behandlung durch den Zahnarzt nicht mehr vergehen will.

Siehe auch unter »Mund. Entzündung im« und unter »Mund, Schwellung im«.

Zahnfleischrückgang (Parodontose)

Rückgang des Zahnfleischs setzt die Zahnhälse frei und lässt Zähne lang werden. Verfärbungen werden sichtbar. Der Zahn beginnt auf Warmes, Kaltes, Süßes und Saures empfindlich zu reagieren. Bei Prothesenträgern verschlechtert sich mit einem Rückgang des Kieferknochens der Halt des Zahnersatzes. Zahnfleischrückgang und Knochenabbau lassen sich nicht ganz aufhalten. Sie lassen sich jedoch mit dem richtigen Verhalten verlangsamen.

PROBLEM

Sie haben das Gefühl, dass Ihre Zähne länger werden. Sie reagieren empfindlich auf Kaltes, Warmes, Süßes und Saures.

TIPPS

Richtiges Putzen bremst den Zahnfleischrückgang

Menschen mit Zahnfleischrückgang sollten ihre Zähne ganz bewusst putzen. Sie sollten horizontale Bewegungen meiden. Horizontale Putzbewegungen führen nicht nur zu tiefen Kerben in den Zähnen, sondern beschleunigen den Zahnfleischrückgang. Bürsten Sie lieber von Rot nach Weiß oder benutzen Sie eine Schallzahnbürste. *Lassen Sie sich heim Zahnarzt beraten, welche Putzutensilien und -methode für Sie die richtigen sind.*

Den Sitz der Prothese prüfen

Werden Zähne zu stark, zu früh oder in der falschen Richtung belastet, zieht sich das Zahnfleisch zurück. Besonders schlecht passende Prothesen belasten den Kieferknochen ungünstig. Ein über längere Zeit überlasteter Knochen reagiert mit Rückzug. Vermeiden Sie Überlastungen, indem Sie schlecht sitzende oder drückende Prothesen reparieren lassen.

Beachten Sie dazu die Ratschläge unter »Zähneknirschen (Bruxismus)«.

Zahnfüllung verloren

Auch Füllungen altern. Wenn sie spröde werden oder der Zahn unter der Füllung zu faulen beginnt, fallen sie heraus. Es macht keinen Sinn, wenn Sie versuchen, die herausgefallene Füllung wieder einzusetzen. Ganz abgesehen davon, dass sie mit ihren unregelmäßigen Kanten schwer an Ort und Stelle zu bekommen ist, würde sie bald wieder herausfallen.

Sie sollten in diesem Fall einfach den Zahnarzt aufsuchen. Bis dahin können Sie sich mit selbst gebastelten Provisorien behelfen. Siehe auch unter »Zahn, Loch im«.

Achtung! Heben Sie die herausgefallene Füllung auf, wenn sie aus Gold oder Porzellan ist. Solche Füllungen sind sehr teuer und können vom Zahnarzt (!) oft wieder eingesetzt werden.

PROBLEM
Sie haben eine Zahnfüllung verloren.

TIPPS

Das Loch im Zahn mit einem Provisorium füllen

- Bienenwachs ist ein ideales Material für provisorische Füllungen, denn Sie können es beliebig oft nachstopfen und auch ganz leicht wieder entfernen. Kneten Sie ein Stück Wachs zwischen den Fingern weich und drücken Sie es in das Zahnloch. Beißen Sie Ihre Zähne zusammen und »knirschen« Sie die Überschüsse weg. Wichtig ist, dass keine Speisereste in das Zahnloch geraten und dass der sensible Zahnnerv vor Wärme- und Kältereizen geschützt ist. Lassen Sie sich bei Ihrem Zahnarzt einen Termin geben und schonen Sie den Zahn beim Essen.
- Kaufen Sie sich in der Apotheke ein provisorisches Füllungsmaterial für Löcher in den Zähnen. Es ist *nicht* verschreibungspflichtig. Füllen Sie damit den Hohlraum im Zahn. Im Gegensatz zu Bienenwachs lässt sich provisorisches Füllungsmaterial nicht mehr so leicht entfernen. Wenn Sie nachbessern müssen, hält die neue Schicht nur noch schlecht auf dem bereits festen Material.

Niemals eine provisorische Füllung auf einen offenen Zahnnerv legen!

Provisorische Füllungen eignen sich nur für kleine bis mittelgroße Löcher. Wenn unter der herausgefallenen Füllung die Karies bereits eine Öffnung zum Zahnnerv gefressen hat, ist ein provisorischer Verschluss nicht angebracht. Da jeder für längere Zeit offene Zahnnerv entzündet ist, könnten die Entzündungssekrete nach dem Einbringen einer provisorischen Füllung nicht mehr abfließen. Eine Druckerhöhung im Nerven ist die Folge. Das verursacht enorme Schmerzen. Offen lassen sollten Sie das Zahnloch außerdem, wenn der Zahn bei Berührung schmerz oder wenn in der Nähe des Zahns eine Schwellung am Zahnfleisch ist.

Feststellen, ob ein Zugang zum Nerv besteht

Stellen Sie in Ihrem Mund einen Unterdruck her. Wenn Sie einen stechenden oder stark ziehenden Schmerz spüren, liegt mit großer Wahrscheinlichkeit der Zahnnerv offen.
Orientieren Sie sich auch an den Tipps unter »Zahnschmerzen (allgemein)« und unter »Zahnschmerzen, starke, pulsierende«.

Zahnfüllung, provisorische – verloren

siehe unter »Zahnfüllung verloren«

Zahnhals, empfindlicher

Die Zahnkrone ist in einen dicken Mantel aus schützendem Schmelz gepackt. Am Zahnhals dagegen ist der Zahnschmelz sehr dünn. Geht er durch aggressives Putzen ganz verloren, liegt das sensible Zahnbein mit seinen vielen winzig kleinen Röhrchen und Porositäten frei und ist Temperaturreizen und chemischen Angriffen schutzlos ausgesetzt. Das führt zu Schmerzen, die teilweise unerträglich sein können, etwa wenn Sie den Zahnhals mit dem Fingernagel berühren. Besonders nach Parodontalbehandlungen reagieren Zähne mit einer gesteigerten Empfindlichkeit am Zahnhals.

PROBLEM

Bei Berührung des Zahnhalses (mit dem Essbesteck, der Zahnbürste oder dem Fingernagel) spüren Sie einen starken ziehenden Schmerz.

TIPPS

Orientieren Sie sich an den Empfehlungen unter »Zähne, Empfindlichkeit«.

Wenn der Zahnhals dennoch empfindlich bleibt, lassen Sie sich von Ihrem Zahnarzt auf die empfindliche Stelle einen Zahnhals-Lack auftragen. Leider hilft auch das nicht immer und es muss eine Füllung oder ein Veneer angefertigt werden.

Zahnhals, Verfärbung des

Zahnhälse werden schneller braun als der übrige Zahn. Das liegt zum einen an der Schmutznische, die sich zwischen Zahn und Zahnfleisch bildet und schlecht gereinigt werden kann. Zum anderen ist am Zahnhals der Zahnschmelz besonders dünn. Leicht wird er durch falsches Zähneputzen ganz weggescheuert. Das unter dem Schmelz liegende Zahnbein nimmt dann sehr rasch die Farbe der Nahrungsmittel auf. Verfärbte Zahnhälse können nicht zufriedenstellend aufgehellt werden. Wenn Ihnen die Verfärbung unangenehm ist, sollten Sie den Zahnarzt fragen. Mit einer farblich zum Zahn passenden Füllung oder einem Veneer (auf die Zahnvorderfläche aufgeklebte Verblendung aus Kunststoff oder Porzellan) macht er die Verfärbung vollkommen unsichtbar.

PROBLEM

Die Hälse Ihrer Zähne (der Bereich des Zahns in Zahnfleischnähe) sind braun, schwarz oder gelb.

TIPPS

Verfärbung des Zahnhalses stoppen

Sie sollten alles daran setzen, dass diese Verfärbungen nicht schlimmer werden und vor allem, dass andere Zähne nicht das gleiche Schicksal erleiden:

- Achten sie auf Ihre Mundhygiene.
- Meiden Sie Nahrungs- und Genussmittel, die Zähne verfärben.
- Putzen Sie Ihre Zähne regelmäßig mit einer aufhellenden Zahncreme.
- Hören Sie auf zu rauchen!

Zahnkante, scharfe

Plötzlich auftretende scharfe Kanten am Zahn deuten auf Absplitterungen, Löcher oder herausgefallene Füllungen hin. Scharfe Kanten, die sich langsam entwickeln, sind meist die Folge von übermäßigem Abrieb der Zahnsubstanz (Abrasion).

PROBLEM
Ein Zahn fühlt sich spitz oder rau an.

Tipps

Die offene Zahnfläche schützen

- Benutzen Sie bei kleinen Schäden ein Fluorgel, um den Schmelz zu festigen.
- Putzen Sie empfindliche Stellen mit einer Zahncreme gegen empfindliche Zähne.
- Geben Sie auf die offene Zahnfläche ein provisorisches Füllmaterial. Provisorien gibt es in Apotheken. Besonders gut eignet sich auch Bienenwachs als Provisorium (siehe auch unter »Zahn, Loch im« und »Zahnfüllung verloren«)

Orientieren Sie sich außerdem an den Empfehlungen unter »Zähne, Empfindlichkeit«.

Zahnkrone abgebrochen (Wurzel noch im Kiefer)

Immer häufiger kommt es vor, dass ganze Zahnkronen abbrechen. Ursache hierfür ist das zunehmende Angebot zahngefährlicher Freizeitaktivitäten. Immer mehr Jugendliche und junge Erwachsene verbringen ihre Freizeit mit verschiedenen Sportarten, die besonders gefährlich für die Zähne sein können. Die zweithäufigste Ursache für abgebrochene Zahnkronen ist nach wie vor der Biss auf den Kirschkern im Kuchen oder auf das Sandkorn im Salat. Auch Zusammenstöße der Zähne mit schwerem Essbesteck können einen spröden oder gefüllten Zahn brechen lassen. Abgebrochene Zähne sind immer ein Grund, sich auf dem schnellsten Weg zum Zahnarzt zu begeben. Wenn das im Kiefer verbliebene Teilstück noch fest ist, kann dieser darin einen Stift verankern und daran eine künstliche Krone befestigen. Ist das im Kieferknochen verbliebene Teilstück zu klein, zu schwach oder bruchgefährdet, sollte man es besser entfernen.

PROBLEM

Die Zahnkrone fehlt. Mit der Zunge lässt sich am Zahnfleisch ein Hohlraum oder eine scharfe Kante ertasten. Sie haben Schmerzen.

TIPPS

Gefährlicher Sport nur mit Zahnschutz!

Für bestimmte Sportarten gibt es Kunststoffschienen, die Ihre Zähne vor Schlägen schützen. Lassen Sie Ihren Zahnschutz beim Zahnarzt anfertigen, da Do-it-yourself-Schienen (etwa der Zahn-Boxschutz aus dem Sportgeschäft) meist schlecht passen und ein hohes Verletzungsrisiko für das Zahnfleisch darstellen.

Den Schmerz betäuben und schnell zum Zahnarzt gehen

Benutzen Sie *Alkohol* (mit Schnaps spülen) oder eine *Nelke* oder *Nelkenöl* (auf dem Zahn verreiben), um den Restzahn zu beruhigen. Gehen Sie schnell zum Zahnarzt. Orientieren Sie sich außerdem an den Ratschlägen unter »Zahnschmerzen (allgemein)« und unter »Zahn ausgeschlagen«.

Siehe auch unter »Krone locker oder herausgefallen«.

Zahnoberfläche, Haarriss in der

Feine Risse in der Zahnoberfläche sind nur selten ein Grund zur Sorge. Meist enden sie an der Grenze zwischen Zahnschmelz und Dentin. Falls der Zahn empfindlich reagiert, hilft eine Zahncreme für empfindliche Zähne oder ein Fluorgel (siehe auch unter »Zahn, Sprung im«).

Zahnschmerzen (allgemein)

Schmerzen im Mund beeinträchtigen den ganzen Menschen. Sie wirken sowohl auf körperlicher als auch auf seelischer Ebene. Es gibt kaum Schmerzen, die unangenehmer sein können als Zahn- und Kieferschmerzen. Obwohl Aspirin, ein Schnaps, Nelken- oder Teebaumöl den Schmerz weniger quälend oder gar erträglich machen können, ist es bei starken

Schmerzen im Mund wichtig, zum Zahnarzt zu gehen. Schmerzen im Mund, bei denen Sie auf alle Fälle professionelle Hilfe benötigen:

- *Erkrankungen des Zahnnervs* – Der Zahn schmerzt bei Kaltem und Warmem. Im fortgeschrittenen Stadium lindert Kälte den Schmerz.
- *Entzündungen des Zahnhalteapparats* – Der Zahn tut beim Beißen und bei Berührung weh. Manchmal ist eine Schwellung vorhanden. Der Zahn reagiert auf Kälte empfindlich.
- *Entzündungen des Zahnfleischs* – Das Zahnfleisch ist gerötet und blutet bei Berührung. Wenn die Entzündung in vier Tagen nicht verschwunden ist, lassen Sie sich einen Termin bei Ihrem Zahnarzt geben.
- *Entzündungen des Knochens an der Wurzelspitze* – Der Zahn schmerzt beim Beißen und bei Berührung. Sie haben das Gefühl, dass er etwas länger ist und er sich taub anfühlt.
- *Zahnbrüche* – Meist ist eine scharfe Kante vorhanden. Der Zahn schmerzt beim Kauen und bei süßen Speisen. Manchmal ist er locker.
- *Verletzung des Zahnfleischs* – Eine Wunde ist mit der Zunge tastbar. Sie haben Blutgeschmack im Mund. Kleine Wunden heilen von selbst. Bei großen, klaffenden, stark blutenden Wunden machen Sie sich sofort auf den Weg zum Zahnarzt oder zum Notarzt.
- *Verletzung des Kieferknochens nach Unfällen* – Sie haben starke andauernde Schmerzen oder starke Schmerzen, wenn Sie den Kiefer bewegen. Manchmal lässt sich am Kieferknochen eine scharfe Kante tasten. Begeben Sie sich unverzüglich in die Unfallambulanz einer Klinik.

Zahnärztliche Notdienste gibt es flächendeckend in Deutschland, Österreich und der Schweiz. Welcher Zahnarzt Notdienst hat, erfahren Sie aus Ihrer Tageszeitung, bei Telefondiensten oder bei der Zahnärztekammer. Außerdem bieten die meisten Universitätszahnkliniken Notdienste an.

PROBLEM
Sie haben Schmerzen im Mund. Der Schmerz lässt sich nicht durch einfache Maßnahmen wie Spülen mit Wasser oder Zähneputzen beeinflussen. Ein Besuch beim Zahnarzt ist in der nächsten Zeit nicht möglich, aus welchen Gründen auch immer.

TIPPS

Erste Hilfe bei Zahn- und Kieferschmerzen

- Legen Sie eine Nelke neben den schmerzenden Zahn oder reiben Sie das Zahnfleisch rund um diesen mit *Nelkenöl* ein.
- Massieren Sie bei Zahnschmerzen mit dem Daumen den großen Zeh unter dem Nagelansatz zur Innenseite des Fußes hin (siehe in Teil II unter »Fußreflexzonenmassage«, Seite 58).
- Massieren Sie Ihre Ohrläppchen. Das dämpft die Schmerzempfindlichkeit und hat eine beruhigende Wirkung auf den gesamten Organismus.
- Vermeiden Sie feste Nahrung, bei der Sie kräftig kauen müssen.
- Putzen Sie Ihre Zähne gründlich.
- Spülen Sie mit lauwarmem Kochsalzwasser (so viel

Kochsalz in lauwarmes Wasser geben, bis das Ganze wie eine leicht versalzene Suppe schmeckt), dem Sie 1 Teelöffel *Aloe vera* beifügen, oder spülen Sie mit einer *Teebaumöl-*Lösung; Geben Sie hierfür höchstens 5 Tropfen auf 1 Glas lauwarmes Wasser.
- Kühlen Sie die schmerzhafte Stelle.

Hilfe gegen Zahnschmerzen aus dem Schatzkästchen der Homöopathie

- *Colocynthis D6* hilft bei Nervenschmerzen im Gesichtsbereich. Nehmen Sie 2- bis 3-mal täglich 10 Tropfen oder Globuli.
- *Glonoinum D12* reduziert Kopfschmerz im Zusammenhang mit kranken Zähnen. Nehmen Sie 2- bis 3-mal täglich 10 Tropfen oder Globuli.
- *Hypericum D10* erleichtert Gesichts- und Nervenschmerzen. Nehmen Sie 2- bis 3-mal täglich 10 Tropfen oder Globuli.
- *Plantago major D2* hilft, wenn Gesichtsschmerzen von den Zähnen ausstrahlen. Nehmen Sie bei akuten Schmerzen stündlich 10 Globuli oder Tropfen.
- Wenn die Zähne uneinheitlich auf Warmes und Kaltes empfindlich reagieren *Chamomilla D30.* Nehmen Sie im akuten Zustand stündlich 10 Globuli oder Tropfen.
- *Coffea D6* und *D12* hilft, wenn die Schmerzen an den Zähnen zu Kopfschmerzen führen oder gleichzeitig mit Kopfschmerzen auftreten. Nehmen Sie im akuten Zustand 10 Tropfen oder Globuli stündlich ein.

- *Hepar sulfuris D15* lindert, wenn die Empfindlichkeit der Zähne gegen Warmes und Kaltes in Zusammenhang steht mit einer Kieferhöhlenvereiterung oder einer Mittelohrentzündung. Im akuten Fall 10 Globuli oder Tropfen stündlich einnehmen.

Vorsicht! Bei kariösen Zähnen empfiehlt sich die Einnahme des homöopathischen Mittels in Form von Tropfen. Aufgrund ihres Zuckergehalts könnten Globuli den Schmerz verstärken.

Den Schmerz mit dem Zauber der Bach-Blüten heilen

Bach-Blüten-Präparate wirken auf die Seele. Sie können keine Schäden an Zähnen oder am Zahnfleisch beseitigen. Sie können jedoch helfen, den Schmerz bis zur Behandlung durch einen Zahnarzt zu dämpfen.

- Bei Zweifeln, ob Sie die Schmerzen durchstehen werden, helfen *Hornbeam* und *Larch.*
- Wenn Sie vor Schmerzen wie gelähmt sind, nehmen Sie *Willow* und *Star of Bethlehem.*
- Wenn Sie sich trotz Schmerzen nicht zu einer Zahnbehandlung durchringen können, erleichtern Ihnen *Walnut* und *Cerato* die Entscheidung.

Zur Dosierung und Einnahme der Bach-Blüten siehe Seiten 53 ff.

Zahnschmerzen mit chinesischer Weisheit begegnen

Nach der chinesischen Einteilung von Yin und Yang entspricht Yang der *akuten Entzündung.* Diesem Prinzip entsprechen außerdem: Energiezufuhr, helles Licht, die Sonne und der Tag. Wenn Sie Yang im Mundbereich gezielt schwächen, können die Schmerzen einer akuten Entzündung bis zum Eingriff des Zahnarztes erträglicher werden. Dies tun Sie, indem Sie Ruhe, Kälte und Dunkelheit suchen, Stress meiden und in Ihr Leben Harmonie einkehren lassen. Yin entspricht der *chronischen Entzündung.* Außerdem entsprechen diesem Prinzip Energiedefizit, Dunkelheit, Mond, Nacht. Wenn Sie die Schmerzen einer chronischen Entzündung lindern wollen, empfiehlt die Lehre von Yin und Yang eine Aktivierung der Lebenskräfte. Sie schwächen Yin, indem Sie eine Aktivität suchen, die Ihnen Freude macht, die Sie begeistert und ablenkt.

Zahnschmerz mit Fingerdruck mildern

Betrachten Sie den Zeigefinger der Körperseite, auf der sie den Zahnschmerz spüren. (Wenn Sie ihn beispielsweise rechts spüren, ist das der rechte Zeigefinger.) Seitlich an der Nagelwurzel (beim rechten Zeigefinger links und beim linken rechts) liegt der Akupunkturpunkt Dickdarm 1. Drücken Sie diesen Punkt zunächst 15 Minuten lang mit dem Daumennagel der anderen Hand (spüren Sie der Wirkung nach). Dann reizen Sie den Punkt jede Stunde für 10 Minuten. Auf diese Art können Sie Zahnschmerzen bis zu Ihrem Behandlungstermin schwächen.

Mit Tees dem Zahnschmerz die Spitze nehmen

- *Majoran* wirkt schmerzstillend.
- *Pfefferminze* lenkt vom Schmerz ab.
- *Weidenrinde* und *Mädesüß* stillen den Schmerz. (***Vorsicht!*** Beide Tees enthalten Salicylsäure, welche die Blutgerinnung herabsetzt.)
- *Hopfen* beruhigt und verringert so das subjektive Schmerzempfinden.

Siehe auch unter »Zahnschmerzen, starke, pulsierende« (gleich im Anschluss).

Zahnschmerzen, starke, pulsierende

Pulsierende Zahnschmerzen signalisieren eine akute Entzündung des Zahnnervs. Durch den Druck der Entzündung in dem von festen Wänden umschlossenen Zahninneren wirkt jeder Herzschlag druckerhöhend. Ohne fachmännische Behandlung steigern sich pulsierende Schmerzen in der Regel bis zu einem schrillen Dauerschmerz. Nach drei Tagen stirbt der Nerv ab und die Schmerzen vergehen. Ohne zahnärztliche Behandlung steht jedoch jetzt erst das Schlimmste bevor: Eiterung an der

Wurzelspitze und am Kieferknochen, geschwollene Wange, Fieber, Abszess. Lassen Sie es nicht so weit kommen. Sie können einiges tun, bis Sie im Stuhl des Zahnarztes sitzen.

PROBLEM

Zahnschmerz im Rhythmus des Herzschlags. Es tut sehr weh. Bei Kälte nehmen die Schmerzen ab.

TIPPS

Mit einer Nelke oder einer Teebaumöl-Spülung den akuten Zahnschmerz dämpfen

- Wenn Sie am schmerzenden Zahn ein großes Loch haben, können Sie eine *Nelke* direkt hineinstecken. Das in der Nelke enthaltene Öl wirkt beruhigend. Ein Wattebausch mit 1 Tropfen *Nelkenöl* oder Nelkenöl pur mit dem Finger auf den Zahn gerieben wirkt genauso.
- Geben Sie 1 bis 2 Tropfen *Teebaumöl* auf Ihren Finger und verreiben Sie es auf dem Zahn.

»Den Zahn betrunken machen«

Manchmal lindert eine Spülung mit Alkohol (Schnaps, Rum) akute pulsierende Zahnschmerzen. Probieren Sie es einfach aus. ***Vorsicht!*** Hochprozentiger Alkohol kann die sensible Mundschleimhaut verätzen.

Zahnschmerzen und Zahnen (bei Kindern und Kleinkindern)

Wenn Kinder unter Zahnschmerzen leiden, leiden die Eltern oft mit. Schmerzen im Kindermund haben meist eine der folgenden Ursachen:

- *Beschwerden, weil ein Zahn durchbrechen will:* Im Mund findet sich auf dem Kieferkamm eine Erhöhung des Zahnfleischs, die bei Berührung schmerzt. Der darunter liegende Zahn lässt sich entweder ertasten oder ist teilweise bereits sichtbar.
- *Beschwerden an lockeren Milchzähnen:* Der Milchzahn lässt sich mit dem Finger oder der Zunge hin- und herbewegen. Manchmal blutet das Zahnfleisch.
- *Das Kind hat sich einen Fremdkörper eingebissen* (eine sehr häufige Ursache für Schmerzen im Kindermund!). Das Zahnfleisch zwischen zwei Zähnen (meist zwischen den beiden letzten) ist gerötet, geschwollen und schmerzhaft.
- *Kariöser Zahn:* Man erkennt ein dunkles Loch am Zahn, in dem sich eventuell Speisereste befinden.
- *Eiterung aufgrund eines toten Milchzahns:* Schwellung am Zahnfleisch in der Nähe eines Zahns mit Loch. Eventuell lässt sich im Zentrum der Schwellung ein gelber Bereich erkennen. Möglicherweise hat die Schwellung eine gelbe Öffnung.

PROBLEM

Ihr Kind weint vor Schmerzen, will nicht essen, kann nicht einschlafen. Möglicherweise ist ein Milchzahn locker, ein bleibender Zahn bricht durch das Zahnfleisch, oder es hat eine Schwellung im Mund.

Tipps

Dem Kind zuerst den Schmerz nehmen

Ganz gleich, welche Ursache die Schmerzen im Kindermund haben – zuerst sollten Sie dafür sorgen, dass die Schmerzen verschwinden oder zumindest erträglich werden: Tragen Sie auf die schmerzende Stelle eine schmerzstillende Zahnfleischcreme auf oder verreiben Sie dort 1 Tropfen *Teebaumöl.* Das lindert sowohl die Beschwerden als auch alle Zahnfleischschmerzen. Es gibt außerdem spezielle »Kindercremes« gegen Zahndurchbruchsbeschwerden. Wenn sich das Kind keine Creme auftragen lässt, dann geben Sie die schmerzstillende Zahnfleischcreme auf eine Zahnbürste und putzen damit vorsichtig den schmerzenden Bereich.

Den schmerzhaften Bereich reinigen

- Lassen Sie das Kind mit Wasser spülen. Das beseitigt Speisereste. Manchmal lindert kaltes Wasser die Schmerzen.
- Beseitigen Sie alle von außen sichtbaren Speisereste. Versuchen Sie vorsichtig, den eventuell vorhandenen eingebissenen Fremdkörper zu entfernen (siehe auch unter »Zahnfleisch oder Gaumen, Fremdkörper eingespießt in«).

Schmerzende lockere Milchzähne betäuben

Auch der Schmerz an einem lockeren Milchzahn lässt sich mit einer Zahnfleischcreme oder 1 Tropfen *Teebaumöl* rasch nehmen. Massieren Sie die Creme bzw. das Teebaumöl zwischen dem lockeren Zahn und dem entzündeten Zahnfleisch ein.

Schwellungen und Eiterpusteln den Druck nehmen

Cremen Sie schmerzhafte Schwellungen am Zahnfleisch vorsichtig mit einer schmerzstillenden Zahnfleischcreme ein. Versuchen Sie, mit einem Zahnstocher auch etwas Creme zwischen Zahn und geschwollenes Zahnfleisch zu bringen. Manchmal entleert sich bereits beim vorsichtigen Anheben des Zahnfleischs Eiter. Wenn Sie im geschwollenen Bereich einen gelben Punkt erkennen, pieksen Sie vorsichtig mit einem spitzen Zahnstocher hinein. Ist die Haut sehr dünn, so lässt sie sich beinahe schmerzfrei öffnen. Massieren Sie die Schwellung vom Zahnfleisch zum Zahn hin, damit Eiter und Sekrete abfließen können.

Hilfe beim Zahnen aus dem Schatzkästchen der Homöopathie

- *Belladonna D6* hilft, wenn das Zahnfleisch dick geschwollen ist und Ihr Kind unruhig, erregt und benommen: Gesicht und Augen sind gerötet, der Kopf ist heiß.
- *Chamomilla D12* ist angesagt bei starken Schmerzen. Nachts ist das Kind erregt und will umhergetragen werden, es schreit durchdringend. Eine Wange ist röter als die andere.
- *China D6* wirkt bei rot glühenden Wangen und dunklen Augenringen, wenn das Kind dabei reizbar und schlecht gelaunt ist.

Geben Sie Ihrem Kind von dem Mittel täglich 5 Tropfen oder Globuli 2- bis 3-mal täglich.

Siehe auch unter »Milchzahn lockerer«. Hier finden Sie Bach-Blüten, die Ihrem Kind auch beim Durchbruch der ersten Zähne hilfreich sind. Vereinbaren Sie auf alle Fälle einen Termin bei Ihrem Zahnarzt. Schmerzen im Kindermund können auf Ursachen beruhen, die unbehandelt zu Folgeschäden führen.

Zahnstein

Zahnstein ist eine Ansammlung verkalkter Bakterienbeläge und Zellreste. Wenn Zahnbelag längere Zeit am Zahn haften bleibt, nimmt er mineralische Bestandteile aus dem Speichel auf und wird hart. Das geschieht besonders schnell in der Nähe der großen Speicheldrüsen: im Unterkiefer an der Innenseite der Schneidezähne und im Oberkiefer an der Außenseite der Backenzähne. So wie bei Kalkablagerungen in einem Wasserkessel lagert sich auch bei Zahnstein Schicht über Schicht. Zahnstein bildet scharfe Ränder, an denen das Zahnfleisch scheuert und immer wieder verletzt wird. Die Entfernung von Zahnstein ist die Voraussetzung dafür, dass erkranktes Zahnfleisch heilt. Auch unter dem Zahnfleischrand, in den Zahnfleischtaschen, wachsen harte Beläge. Diese »Konkremente« müssen regelmäßig vom Zahnarzt entfernt werden, da auch sie zu Zahnfleischentzündungen führen und dem Zahnfleischrückgang Vorschub leisten.

Vorsicht! Versuchen Sie nicht, Zahnsteinschichten mit Zahnstochern, Nähnadeln oder Taschenmessern zu entfernen. Meistens klappt das nicht und die Verletzungsgefahr für Ihr Zahnfleisch ist zu hoch. Lassen Sie den Zahnstein in jedem Fall von einem Zahnarzt entfernen.

PROBLEM

Sie haben feste Beläge (graue, weiße oder braune), die sich selbst durch intensives Putzen nicht entfernen lassen. Sie können diese harten Auflagerungen deutlich mit der Zunge fühlen.

Tipps

Sich Zahnstein vom Leibe halten

Da Zahnstein überwiegend aus verkalkten Bakterienschichten besteht, können Sie sein Wachstum so weit als möglich unterbinden, indem Sie möglichst alle Bakterienansammlungen wegputzen, bevor sie verkalken können. Gute Ergebnisse erzielen Sie auch, wenn Sie Ihren Mund anschließend mit plaquehemmenden Lösungen spülen. Außerdem gibt es Zahncremes, die Zahnstein wieder auflösen können. Doch ihr Wirkungsgrad ist leider sehr beschränkt, denn zu starke Mittel würden nicht nur den Zahnstein, sondern den Zahn selbst gleich mit auflösen.

Zahnstück abgebrochen

Gebrochene oder angebrochene Zähne sind immer ein Fall für den Zahnarzt. Sobald Sie mit Ihrer Zunge spüren, dass an einem Zahn ein Stück fehlt, sollten Sie einen Zahnarzt aufsuchen. Kleine Bruchstellen kann er mühelos sofort reparieren. Wurde bei dem Bruch der Zahnnerv eröffnet, kann der Arzt mittels einer Spezialpaste versuchen, den Zahn am Leben zu erhalten. Doch das muss rasch geschehen. Jede Minute zählt, denn der Nerv sollte möglichst bakterienfrei bleiben. Ist die Bruchstelle über dem eröffneten Nerv bereits einige Stunden alt, besteht nur noch eine minimale Chance, den Nerv zu retten. Den Zahn allerdings können Sie in der Regel behalten. Ist der Nerv gesund, können kleinere Schäden sofort mit einer Füllung versorgt werden. Bei großflächigen Brüchen sind Kronen oft die einzige Möglichkeit, um den Zahn zu erhalten.

Wenn der Zahn bis in die Nähe des Zahnfleischrands abbricht, kann der Zahnarzt in die Wurzel einen Titan- Keramik- oder Glasfaserstift einbringen und darauf eine künstliche Krone befestigen. Bricht der Zahn bis unter den Zahnfleischrand ab, muss das im Knochen verbliebene Zahnstück in den meisten Fällen entfernt werden.

PROBLEM

Ihnen ist ein Stück von einem Zahn abgebrochen. Sie spüren eine raue Stelle oder ein Loch. Eventuell haben Sie Schmerzen.

TIPPS

Zuallererst

suchen Sie das abgebrochene Stück und legen Sie es in Wasser, Kochsalzlösung oder Milch ein. Zur Not können Sie das abgebrochene Stück auch in den Mund nehmen. Begeben Sie sich auf dem schnellsten Weg zum Zahnarzt!

Kleinere Bruchstellen mit einem Bienenwachsprovisorium schützen

Wenn Sie nicht gleich zum Zahnarzt gehen können, schließen Sie die Bruchstelle mit Bienenwachs oder besorgen sich ein Provisorium aus der Apotheke. Orientieren Sie sich an den Ratschlägen unter »Zahn, Loch im«, »Zahnfüllung verloren« und »Zähne, Empfindlichkeit«.

Schmerzen mit einer Nelke oder mit Schnaps betäuben

Wenn durch einen Bruch der Zahnnerv offen liegt, können Sie keine provisorische Füllung mehr einbringen. Möglicherweise schmerzt der Zahn bereits bei Berührung. Dämpfen Sie diesen Schmerz mit einem Stückchen *Nelke, Nelkenöl*, das Sie auf dem Zahn verreiben, oder indem Sie mit *Alkohol* spülen. Gehen Sie möglichst sofort zum Zahnarzt.

Zahnwechsel

siehe unter »Milchzahn locker (Beschwerden beim Durchbruch der bleibenden Zähne)«

Zunge oder Wange (auf die Zunge/in die Wange gebissen)

Bei den meisten Verletzungen im Mund handelt es sich um Bisswunden. Sich in die Wange oder Zunge zu beißen kann sehr unangenehm sein, besonders wenn es wiederholt geschieht. Nervöse Menschen beißen sich häufig in Wangen und Zunge, weil sie zu hastig essen.

PROBLEM

Sie haben sich in die Wange oder Zunge gebissen. Es schmerzt beim Essen. Eventuell lässt sich eine Wunde ertasten. Meist schwillt die Wunde an, und so mag es sein, dass Sie sich an der verletzten Stelle erneut beißen.

TIPPS

Bewusst kauen

Jede Bisswunde im Mund schwillt etwas an. Wenn Sie jetzt nicht aufpassen, beißen Sie sich an derselben Stelle noch einmal. Kauen Sie langsam und bewusst. Glücklicherweise ist die Mundschleimhaut gut durchblutet, sodass Wunden schnell heilen.

Sich von Tees bei der Heilung helfen lassen

- *Kamille* fördert die Heilung und wirkt schmerzlindernd.
- *Helmkraut* beruhigt das Nervensystem und verringert so die Wahrscheinlichkeit, dass Sie sich bald an der gleichen Stelle wieder beißen.
  Trinken Sie den Tee tassenweise über den Tag verteilt.

- *Anis* (als Mundspülung) fördert die Heilung und senkt die Wahrscheinlichkeit einer Entzündung.

Hilfe aus dem Schatzkästchen der Homöopathie

- *Antimonium crudum D6* lässt verletzte Wangen und Lippen schneller heilen. Nehmen Sie 10 Tropfen oder Globuli am Tag.
- *Aconitum D30* dämpft die Ruhelosigkeit und so sinkt die Gefahr, dass Sie sich gleich wieder an derselben Stelle beißen. Nehmen Sie 2-mal täglich 10 Tropfen oder Globuli.

Wangenbeißen mit der Kraft der Blüten verhindern

- Wenn Sie sich vor lauter innerer Anspannung immer wieder beißen, entspannt *Rock Rose.*
- Fällt es Ihnen schwer, sich an neue Kaumuster zu gewöhnen, so helfen *Oak* und *Pine.*
- Wenn es Ihnen bisher gleichgültig war, ob Sie sich beißen, rütteln Sie *Hornbeam* und *Wild Rose* auf.

Zur Dosierung und Einnahme der Bach-Blüten siehe Seiten 53 ff.

Sich von der Natur bei der Heilung helfen lassen

Geben Sie höchstens 5 Tropfen *Teebaumöl* in 1 Glas lauwarmes Wasser und spülen Sie den Mund damit vorsichtig. Oder spülen Sie den Mund mit einer verdünnten *Propolis*-Lösung (sie wird aus dem Kittharz der Bienen hergestellt und ist beim Imker erhältlich oder aber in der Apotheke, im Naturkostladen oder Reformhaus).

Zungenbrennen

siehe unter »Mund, Brennen im, Zungenbrennen«

Teil IV
Mundpflegetipps für Menschen in besonderen Lebenslagen

Mundpflege bei Herz- und Kreislauferkrankungen

Erkrankungen des Herz-Kreislauf-Systems stehen in den Industrieländern ganz weit oben in der Hitliste der Todesursachen. Hervorgerufen werden sie durch die Ablagerung von Lipiden an der Innenwand der Blutgefäße, und die Einwanderung von Muskel- und Bindegewebszellen in die innere Schicht der Arterienwand. Ursächlich für diese Veränderungen an den Gefäßen sind jedoch nicht nur Rauchen, Diabetes Mellitus oder Übergewicht sondern auch Bakterien und deren Giftstoffe aus chronischen Entzündungen. Zu solchen Bakterien zählen neben Keimen aus Magengeschwüren und Erregern von chronischen Atemwegserkrankungen auch Keime, die in Zahnfleischtaschen zu Hause sind. Menschen, die an einer chronischen Zahnfleischentzündung leiden, haben ein fast doppelt so hohes Risiko einer Herz-Kreislauf-Erkrankung wie Menschen mit entzündungsfreiem Zahnfleisch. Mit dem Rückgang der Zahnfleischentzündung sinkt auch das Risiko für Herzinfarkt und Schlaganfall.

Das sollten Patienten mit Herz- und Kreislauferkrankungen bei der Zahn- und Mundpflege beachten:

- Reinigen Sie Ihre Zähne so gründlich wie möglich. Versuchen Sie alle durch Bürste, Zahnseide, Interdentalbürstchen und Zahnstocher erreichbaren Bakteriennester zu entfernen. Benutzen Sie darüber hinaus antibakterielle Mundspülmittel.
- Lassen Sie sich Zähne und Zahnfleisch regelmäßig (am besten alle drei Monate) von Ihrem Zahnarzt untersuchen, um bei sich andeutenden Problemen rechtzeitig eingreifen zu können.
- Lassen Sie sich Ihre Zähne regelmäßig im Rahmen einer professionellen Zahnreinigung von Ihrem Zahnarzt reinigen (mindestens zweimal im Jahr).
- Rauchen Sie nicht. Das Risiko an Parodontitis zu erkranken ist bei Rauchern dreimal so hoch wie bei Nichtrauchern, denn Nikotin vermindert die Durchblutung des Zahnfleisches und Zahnhalteapparates und reduziert damit die Abwehrkräfte im Mund.
- Da bei Herz- und Kreislauferkrankungen häufig gerinnungshemmende Medikamente eingenommen werden, sollten Sie bei jedem zahnmedizinischen Eingriff, der zu einer Blutung führen kann, Rücksprache mit Ihrem Hausarzt halten.
- Da bei der Reinigung von Zahnfleischtaschen unweigerlich Bakterien in die Blutbahn geraten, sollten selbst harmlose zahnärztliche Eingriffe, wie etwa Zahnsteinentfernung oder professionelle Zahnreinigung, nur unter der Gabe von Antibiotika erfolgen.

Mundpflege bei Diabetes

Diabetes mellitus (die Zuckerkrankheit) ist eine chronische Insulinmangelkrankheit. Insulin reguliert den Zuckergehalt im Blut. Ein Mangel an Insulin führt dazu, dass der Blutzuckerspiegel steigt. Als Folgen einer unbehandelten oder mangelhaft behandelten Diabetes können sich Erkrankungen der Augen, Nieren und Blutgefäße einstellen. Dass sowohl Typ-I-Diabetiker als auch Diabetiker des Typs II ein erhöhtes Risiko für Zahnfleischentzündungen haben, ist statistisch belegt. Dabei zeigen neuere Untersuchungen, dass Diabetes und Entzündungen in einer wechselseitigen Abhängigkeit voneinander stehen. So begünstigt Diabetes Entzündungen am Zahnfleisch, und die Entzündungen beeinflussen wiederum den Blutzuckerspiegel. Daraus folgt, dass eine erfolgreiche Kontrolle von Entzündungen am Zahnhalteapparat einen positiven Effekt auf die Kontrolle der Diabetes selbst hat. Durch die richtige Mundpflege kann die Gefahr einer Schädigung von Augen, Nieren und Blutgefäßen verringert werden.

Das sollten Diabetiker bei der Zahn- und Mundpflege beachten:

- Reinigen Sie Ihre Zähne so gründlich wie möglich. Versuchen Sie alle durch Bürste, Zahnseide, Interdentalbürstchen und Zahnstocher erreichbaren Bakteriennester zu entfernen. Benutzen Sie darüber hinaus antibakterielle Mundspülmittel.
- Lassen Sie sich Zähne und Zahnfleisch regelmäßig (am besten alle drei Monate) von Ihrem Zahnarzt untersuchen, um bei sich andeutenden Problemen rechtzeitig eingreifen zu können.

- Lassen Sie sich Ihre Zähne regelmäßig im Rahmen einer professionellen Zahnreinigung von Ihrem Zahnarzt reinigen (mindestens zweimal im Jahr).
- Rauchen Sie nicht. Das Risiko an Parodontitis zu erkranken ist bei Rauchern dreimal so hoch wie bei Nichtrauchern, denn Nikotin vermindert die Durchblutung des Zahnfleisches und Zahnhalteapparates und reduziert damit die Abwehrkräfte im Mund.

Mundpflege bei Blutgerinnungsstörungen (Bluter, Marcumarpatienten)

Während bei Menschen mit intakter Blutgerinnung kleine Zahnfleischwunden bereits nach Minuten zu bluten aufhören, kann es bei Patienten mit unzureichender Blutgerinnung Tage dauern, bis die Blutung steht. Das ist sehr unangenehm. Eine Störung der Blutgerinnung kann vererbt sein (Bluterkrankheit) oder aufgrund der Gabe eines gerinnungshemmenden Medikamentes (bei der Gefahr von Thrombosen) bestehen.

Wenn Sie zur Patientengruppe mit einer unzureichenden Blutgerinnung gehören, sollten Sie bei Ihrer Zahnpflege folgendes beachten:

- Putzen Sie Ihre Zähne so gründlich wie möglich, aber
- Meiden Sie Verletzungen.
- Wenn es trotz aller Vorsichtsmaßnahmen zu einer Blutung am Zahnfleisch kommt, dann nehmen Sie ein Stofftaschentuch und pressen es über längere Zeit (1 – 2 Stunden) auf die blutende Stelle.

- Eine Spülung mit einer 10%igem Wasserstoffperoxidlösung kann kleinere Blutungen ebenfalls stillen.
- Sagen Sie Ihrem Zahnarzt zu Beginn jeder Behandlung, dass Ihre Blutgerinnung unzureichend ist.
- Lassen Sie sich Zähne und Zahnfleisch regelmäßig (am besten alle drei Monate) von Ihrem Zahnarzt untersuchen, um bei sich andeutenden Problemen rechtzeitig eingreifen zu können.

Mundpflege bei nicht intaktem Immunsystem (z.B. nach Organverpflanzungen oder bei Aids)

Patienten, deren Immunsystem aufgrund von Erkrankungen oder der Gabe von Medikamenten nicht richtig funktioniert, sollten die Zahl der Keime im Mund so gering wie möglich halten.

- Reinigen Sie Ihre Zähne möglichst gründlich (Zahnbürste, Zahnseide, Interdentalbürste oder Zahnstocher, antibakterielles Mundspülmittel)
- Lassen Sie sich Zähne und Zahnfleisch regelmäßig (am besten alle drei Monate) von Ihrem Zahnarzt untersuchen, um bei sich andeutenden Problemen rechtzeitig eingreifen zu können.
- Lassen Sie sich darüber hinaus Ihre Zähne im Rahmen einer professionellen Zahnreinigung regelmäßig (mindestens zweimal im Jahr) blitzblank putzen.
- Ernähren Sie sich so gesund wie möglich. Verzichten Sie auf die Zigarette. Trinken Sie Alkohol nur in Maßen.

- Da Ihr Immunsystem geschwächt ist, benötigen Sie bei allen zahnärztlichen Eingriffen, bei denen Bakterien in die Blutbahn gelangen können, vorsorglich ein Antibiotikum.

Mundpflege während und nach einer Tumorbehandlung im Kopf- und Halsbereich

Wenn im Bereich des Kopfes oder Halses eine bösartige Geschwulst gefunden wird, ist meist auch das Kauorgan mit beeinträchtigt, ganz gleich ob operiert wird oder Bestrahlungen und Chemotherapien Anwendung finden. Bestrahlungen vernichten nicht nur schnell wachsende Tumorzellen sondern machen auch dem gesunden Gewebe schwer zu schaffen. Meist sinkt seine Regenerationsfähigkeit für einige Zeit dramatisch. Aus diesem Grund werden vor Bestrahlungen alle kranken Zähne entfernt, die möglicherweise in nächster Zeit Probleme verursachen könnten. Auch eine Chemotherapie schadet Zähnen und Zahnfleisch. Darüber hinaus neigen Tumorpatienten dazu, ihre Zähne für unwichtig (im Vergleich zur Tumorerkrankung) zu halten.

Während und nach einer Tumorbehandlung sollten Sie schädliche Reize auf Ihr Kauorgan möglichst vermeiden.

- Putzen Sie Ihre Zähne möglichst gründlich. Verletzen Sie sich dabei nicht. Fragen Sie Ihren Arzt, welche Mundspülmittel Sie verwenden dürfen.

- Verwenden Sie regelmäßig (dreimal in der Woche) ein Fluorgel.
- Lassen Sie Ihre Zähne regelmäßig (mindestens alle 3 Monate) vom Zahnarzt untersuchen. Bestrahlter Zahnschmelz wird unter dem Einfluss von Belägen schnell butterweich. Lassen Sie jeden neu entstandenen Schaden umgehend reparieren.
- Wenn Sie einen herausnehmbaren Zahnersatz tragen, begeben Sie sich bei Druckstellen sofort zu Ihrem Zahnarzt. An bestrahltem Gewebe können sich aus kleinen Druckstellen schnell großflächige Entzündungen entwickeln, die sogar den Knochen in Mitleidenschaft ziehen.

Mundpflege in der Schwangerschaft

In entzündeten Zahnfleischtaschen finden sich regelmäßig die Entzündungsmediatoren Prostaglandin und Interleukin in weit größeren Mengen als an entzündungsfreiem Zahnfleisch. Entzündungsmediatoren sind spezielle Eiweiße, die während einer Entzündung gebildet werden. Diese Stoffe gelangen zusammen mit Bakteriengiften in die Blutbahn und schaden weit entfernten Geweben. Neben den bekannte Frühgeburtsrisiken wie Rauchen, Alkoholgenuss, Drogenkonsum und falschem Ernährungsverhalten können auch Entzündungseiweiße eine Frühgeburt auslösen. Nach neueren Untersuchungen erhöht sich das Risiko einer Frühgeburt durch eine unbehandelte Parodontitis um den Faktor 7,5. Aber gerade zu Zahnfleischentzündungen kann es in der Schwangerschaft besonders leicht kommen, weil sich durch hormonelle Umstellungen die Entzündungsbereitschaft der Gingiva (Zahnfleisch) erhöht.

Das sollten Schwangere bei der Mundpflege besonders beachten:

- Reinigen Sie jetzt die Zähne besonders gründlich. Verwenden Sie täglich Zahnseide.
- Eine ausgewogene Ernährung mit Käse, frischem Obst und Gemüse beugt einer Schwangerschaftsgingivitis vor. Reduzieren Sie Ihren Zuckerkonsum.
- Vor einer geplanten Schwangerschaft sollten Sie sich Ihre Zähne untersuchen und sanieren lassen, damit mögliche Reparaturen nicht während der Schwangerschaft durchgeführt werden müssen. Dazu gehört auch ein Plaquetest (Test auf die Lage und Dicke von Bakterienbelägen).
- Zu Beginn der Schwangerschaft sollten Zähne und Zahnfleisch im Rahmen einer professionellen Zahnreinigung durch den Zahnarzt oder eine zahnmedizinische Fachassistentin blitzblank geputzt werden.
- Lassen Sie sich Zähne und Zahnfleisch regelmäßig (am besten alle drei Monate) von Ihrem Zahnarzt untersuchen, um bei sich andeutenden Problemen rechtzeitig eingreifen zu können.
- Rauchen Sie nicht. Rauchen schaden nicht nur dem Embryo direkt, sondern erhöht auch das Risiko einer Zahnfleischerkrankung.
- Wenn Sie erbrechen müssen, spülen Sie den Mund nur mit klarem Wasser aus und warten mit dem Zähneputzen mindestens eine halbe Stunde. Grund: Die Säure aus dem Magen löst die Zähne an.

Mundpflege in der Kinderzeit

Zwar sind Kinder an sich noch keine Zahnpflege-Problemfälle. Während der Kinderzeit werden jedoch wichtige Weichen für das Zahnpflegeverhalten in späteren Jahren gestellt. Zudem beginnt der Durchbruch der bleibenden Zähne bereits mit dem 6. Lebensjahr – Zähne, die ein Leben lang ihre natürliche Funktion erfüllen sollen. Sie dürfen die Zahnpflege keinesfalls Ihrem Kind alleine überlassen. Bis zum 6. Lebensjahr sollte Sie regelmäßig (einmal am Tag) die Zähne Ihres Kindes »nachputzen«. Später genügen regelmäßige Kontrollen.

- Bis zum zweiten Geburtstag putzen Sie die Milchzähne Ihres Kindes einmal täglich mit einer fluoridhaltigen Kinderzahnpasta. Wenn Ihr Kind selber putzen will, kaufen Sie ihm eine so genannte Lernzahnbürste (gibt es in der Apotheke). Vorsicht: Süße, fruchtige oder nach Bonbons schmeckende Zahncremes verleiten Ihr Kind dazu, die Zahncreme zu verschlucken. In diesem Fall wechseln Sie zu einer neutral schmeckenden Zahnpasta. Wenn Ihr Kind Fluortabletten erhält und dazu neigt, die Zahncreme zu verschlucken, steigen Sie um auf eine fluorfreie Zahnpasta.
- Sobald der erste bleibende Zahn durchgebrochen ist (etwa mit 6 Jahren) dürfen Ihre Kinder mit einer fluorhaltigen Erwachsenenzahncreme putzen.
- Wechseln Sie alle zwei Monate die Zahnbürste; spätestens jedoch, wenn die Borsten abstehen. Mit einer neuen Zahnbürste lässt sich ein bis zu 30% besseres Putzergebnis erzielen als mit einer Zahnbürste, die älter als drei

Monate ist. Griff und Bürstenkopf sollten so geformt sein, dass sie dem Entwicklungsstand Ihres Kindes angepasst sind. Viele Kinder nehmen die Zahnbürste lieber in die Hand, wenn sie altersgerechte Motive aufweist. Das verleitet zum spielerischen Putzen.

- Gewöhnen Sie Ihr Kind im Alter von 6 bis 8 Jahren an den Gebrauch von Zahnseide.
- Wenn Ihr Kind tagsüber keine Gelegenheit zur Zahnpflege hat, geben Sie ihm Zahnpflege-Kaugummis mit in die Schule.
- Gehen Sie mit Ihrem Kind zweimal jährlich zur Vorsorgeuntersuchung zum Zahnarzt und lassen die im Rahmen der Prophylaxe notwendige regelmäßige Fluoridierung und Fissurenversiegelung durchführen.
- Wenn Ihr Kind unbedingt zwischen den Mahlzeiten naschen will, geben Sie ihm Süßigkeiten mit Zuckeraustauschstoffen. Diese schmecken süß, sind aber weit weniger zahngefährlich. Zahnfreundliche Süßigkeiten erkennen Sie an dem Symbol »Zahnmännchen mit Schirm«.
  Vorsicht: Alleine die Bezeichnung »zuckerfrei« bedeutet nicht unbedingt, dass die Süßware zahnfreundlich ist!

Mundpflege im Verlauf einer kieferorthopädischen Behandlung

Träger von Zahnspangen haben ein erhöhtes Kariesrisiko.

Bei herausnehmbaren Zahnspangen kann sich an der Stelle, an der die Spange auf der Zahnoberfläche aufliegt ,ein Bakterienbelag ansammeln, der den Schmelz auflöst. Träger von herausnehmbaren Zahnspangen sollten dreimal täglich die Zahnspange entfernen und die Zähne gründlich reinigen.

Festsitzende Zahnspangen (Brackets) sind fest mit der Zahnoberfläche verklebt und können nur vom Zahnarzt oder Kieferorthopäden entfernt werden. Festsitzende kieferorthopädische Geräte führen zu einer unebenen Oberfläche mit einer Vielzahl an Nischen, in denen sich Essensreste festsetzen und Bakterienansammlungen bilden. Darüber hinaus erschweren die an festsitzenden Zahnspangen verwendeten Metalldrähte und Ösen das Putzen, weil sich darin die Borsten der Zahnbürsten verhaken.

Daher sollten Träger festsitzender Zahnspangen:

- während der Spangenzeit süße und klebrige Speisen meiden. Auf süße Zwischenmahlzeiten sollten sie ganz verzichten.
- möglichst viele Beläge mechanisch entfernen (Zahnbürste, Interdentalbürstchen, Zahnseide, Munddusche).
- die restlichen Beläge mit einer Mundspüllösung beseitigen, die Bakterienbeläge auflöst.
- die Zähne regelmäßig mit Fluor härten, z.B. abends mit einer fluorhaltigen Spüllösung spülen, die frei von Alkohol und Farbstoffen ist. Da nachts nicht so viel Speichel produziert wird wie tagsüber, kann das Fluorid nachhaltig auf die Zahnoberfläche einwirken und für den kommenden Tag einen Kariesschutz aufbauen. Zweimal in der Woche sollte ein Fluorgel verwendet werden.

Mundpflege bei Behinderungen

Menschen mit angeborenen oder erworbenen körperlichen und/oder geistigen Behinderungen haben nicht von Natur aus ein erhöhtes Kariesrisiko. Allerdings tritt oft die Wichtigkeit der Zahnpflege wegen dringenderer körperlicher Probleme in den Hintergrund. Bei einer eingeschränkten Beweglichkeit der Hände und Arme ist eine eigenständige, normale Zahnpflege nicht möglich. Da aber gerade behinderte Personen mit Zahnersatz nicht gut zurechtkommen, ist bei ihnen der Erhalt der eigenen Zähne besonders wichtig.

- Wenn Sie einen behinderten Menschen pflegen, kommen Sie nicht umhin, regelmäßig die Sauberkeit seines Mundes zu überprüfen. Sichtbare Beläge sollten Sie vorsichtig entfernen.
- Oft ist es für den Pfleger nicht leicht, alle Beläge im Mund des Behinderten aufzuspüren. Behelfen Sie sich hierbei mit Färbetabletten (aus der Apotheke), die alle versteckten Beläge gut sichtbar machen.
- Benutzen Sie einmal in der Woche ein Fluorgel.
- Gehen Sie mit dem Behinderten regelmäßig (alle 3 bis 6 Monate) zum Zahnarzt. Achten Sie darauf, ob und wie Ihr Zahnarzt mit dem Behinderten zurechtkommt. Wenn ein Besuch beim Zahnarzt nicht möglich ist, informieren Sie sich beim Zahnärzteverband, dem Roten Kreuz oder Ihrer Krankenkasse, welcher Zahnarzt zu Hausbesuchen bereit ist.

Mundpflege bei herausnehmbarem Zahnersatz

Wenn im Mund Fremdkörper für längere Zeit belassen werden, so besiedeln die Bakterien des Mundes ihre Oberfläche. Ein herausnehmbarer Zahnersatz ist ein relativ großer Fremdkörper. Wird er von Bakterien besiedelt, so riecht es nicht nur unangenehm, sondern es ist auch der Gesundheit abträglich.

Wenn Sie Prothesenträger sind, dann:

- reinigen Sie Ihre Zähne, wie oben (unter dem Kapitel »Zähneputzen«) beschrieben. Entfernen Sie dazu Ihren herausnehmbaren Zahnersatz.
- Reinigen Sie nun auch Ihre Prothese, indem Sie sie mit einer Handbürste und Kernseife putzen (schonendste Methode).
- Falls Ihr Zahnersatz bereits Beläge aufweist, die sich nicht mehr mit Kernseife entfernen lassen, müssen Sie zu Prothesenreinigern greifen. Meist führen Prothesenreiniger jedoch zu einer rauen Oberfläche, an der sich um so schneller neue Beläge festsetzen.
- Putzen Sie Ihren herausnehmbaren Zahnersatz keinesfalls mit einer Zahncreme. Zahncremes enthalten Schleifpartikel, die den sehr harten Zahnschmelz reinigen sollen. Für die Oberfläche der Prothese sind sie viel zu aggressiv. Sie würden sich mit einer normalen Zahncreme Rillen in Ihre Prothesenoberfläche schleifen (etwa so wie ein Schlittschuhläufer Rillen in die Eisoberfläche schleift).
- Für kompliziert aufgebaute Prothesen mit schwer zu rei-

nigenden Nischen und mechanischen Elementen gibt es spezielle Ultraschall-Reinigungssets.

- Da die Oberfläche jedes herausnehmbaren Zahnersatzes mit der Zeit stumpf wird, sollten Sie Ihr »gutes Stück« regelmäßig von Ihrem Zahnarzt reinigen und polieren lassen.

Mundpflege bei festsitzendem Zahnersatz oder Implantaten

Für Patienten, die neben ihren natürlichen Zähnen auch künstliche Zähne im Mund haben, die sie nicht selbst entfernen können, gelten im Prinzip die gleichen Mundhygieneanforderungen wie für Menschen mit eigenen Zähnen.

Darüber hinaus sollten Patienten mit festsitzendem Zahnersatz oder Implantaten folgendes beachten:

- Festsitzender Zahnersatz oder Implantate besitzen Bereiche, die mit einer Zahnbürste nur schwer zu reinigen sind. Bei Brücken ist das der Bereich unter den Brückengliedern. Bei Implantaten ist es der Bereich rings um den Implantataufbau. Hier sollten Sie mit einer Interdentalbürste, einem Zahnstocher oder einer zahnmedizinischen Sonde nach dem Zähneputzen auf alle Fälle nachreinigen.
- In Bereichen, die Sie trotz aller Putzanstrengungen nicht mechanisch reinigen können, machen Sie den Bakterien mit antibakteriellen Mundspüllösungen das Leben schwer.
- Gehen Sie regelmäßig zu Ihrem Zahnarzt und lassen Sie den Sitz und die Funktion des Zahnersatzes oder Implan-

tats überprüfen. Sie sollten das alle 6 Monate tun. Überlegen Sie, wie oft Sie mit Ihrem Auto zum Kundendienst fahren müssen. Ihre Zähne sind (anders als Ihr Auto) rund um die Uhr im Einsatz, denn ihre Funktion ist nicht auf das Kauen beschränkt.

Anhang

Ihre Zahn-Notfallapotheke

Stellen Sie sich eine Zahn-Notfallapotheke zusammen. Verstauen Sie die unten aufgeführten Artikel in einem Behälter, der sich leicht transportieren lässt. Nehmen Sie einen Hygienebeutel, eine ausgediente Phototasche oder Ähnliches. Besonders gut eignen sich Federmäppchen. So müssen Sie sich Ihre Zahn-Notfallapotheke nicht erst mühsam zusammensuchen, wenn Sie einmal verreisen.

Neben Zahnbürste, Zahnpasta und Zahnseide gibt es noch eine Reihe von Dingen, die in Ihre Zahn-Notfallapotheke gehören:

- ein zahnärztliches Besteck bestehend aus Spiegel, Sonde und Pinzette
- Schmerzmittel
- 2 bis 3 Nelken (luftdicht verpackt)
- ein kleines Fläschchen Mundspülmittel
- eine schmerzstillende Zahnfleischcreme
- Watte
- 1 Teebeutel (am besten Kamille)
- ein Stückchen Bienenwachsplatte (erhalten Sie bei Ihrem Imker)
- einige Zahnstocher
- zuckerfreie Zahnreinigungskaugummis
- Zahnrettungsbox (erhalten Sie in der Apotheke)
- Medikamente für Zähne und Zahnfleisch, die Sie häufig benötigen

Wenn Sie Prothesenträger sind, sollte die Notfallapotheke zusätzlich Folgendes enthalten:

- ein Prothesen-Reinigungsset bestehend aus Kernseife und Handbürste
- ein Prothesen-Reparaturset (erhalten Sie in der Apotheke)
- Haftcreme, Haftpulver und Haftpolster

Es gibt ein bereits fertiges Notfallset für Zahnprobleme in der Apotheke zu kaufen. Besonders Urlaubern, die während einer Auslandsreise weit weg von zahnärztlicher Versorgung Zahnprobleme bekommen, verspricht dieses Set unkomplizierte Hilfe zur Selbstbehandlung. Das »Notfallset für Zahnprobleme« enthält unter anderem Plastikspiegelchen und Füllungsstopfer sowie provisorisches Füllmaterial aus Zinkoxid und Nelkenöl, mit dem herausgefallene Füllungen ersetzt werden können und das sich auch zur Wiederbefestigung von Brücken und Inlays eignet.

Nützliche Adressen

Informationen zur Magnetfeldtherapie:
www.medizininfo.de/Magnetfeldtherapie

Informationen über Magnetfeldtherapieanwender:
www.bdh.online.de
www.heilpraktiker.org.de

Hilfe bei Angst vor dem Zahnarzt:
Deutsche Gesellschaft für Zahnbehandlungsphobie
Ludwig-Thoma-Str. 9
D-82031 München
Telefon 0171/7480005, Telefax 089/64910761

www.gesundheitsscout24.de informiert über Ärzte und Zahnärzte mit speziellen Heilmethoden und ganzheitlicher Behandlungsweise. Hier sind ebenfalls Artikel zu verschiedenen medizinischen und zahnmedizinischen Themen zu finden.

Bei *www.ganzheitliche-zahnmedizin.net* geht es um die Beziehung der Zähne zum gesamten Menschen und seiner sozialen Umwelt. Ganzheitliche Therapieformen bei Zahn-, Mund- und Kieferbeschwerden werden kurz und leicht verständlich dargestellt.

www.zahngesund.de präsentiert umfangreiche Informationen zu allem, was mit Zähnen in Zusammenhang steht. Ein bebildertes Lexikon erklärt alle verwendeten Fachbegriffe für den Laien verständlich.

Büchertipps

Barop, Hans: *Taschenatlas der Neuraltherapie nach Huneke.* Hippokrates Verlag, Stuttgart 2001.

Becker, Prof. Dr. med. dent. Werner: *Ganzheitliche Zahnheilkunde in der Praxis.* Spitta Verlag, Balingen 2000.

Bergsmann, Otto / Bergsmann, Roswitha: *Einfache Neuraltherapie für die tägliche Praxis.* WUV, Wien 1993.

Blome, Dr. med. Götz: *Das neue Bach-Blüten-Buch.* Verlag Hermann Bauer, Freiburg 1999.

Blome, Dr. med. Götz: *Das praktische Handbuch zur Bach-Blüten-Therapie. Das Basiswerk für Selbstbehandler und Therapeuten.* Verlag Hermann Bauer, Freiburg 1998.

Caffin, Michele: *Was Zähne zeigen.* Aurum Verlag, Braunschweig 2000.

Ennet, Diether / Reuter, Hans D.: *Lexikon der Pflanzenheilkunde. Wirkung, Anwendung, Botanik, Geschichte.* Hippokrates Verlag, Stuttgart 1998.

Harnisch, Günter: *Die Dr. Schüßler-Mineraltherapie. Selbstheilung und Lebenskraft. Wie Sie Ihr richtiges Heilmittel finden und anwenden.* Lorber und Turm Verlag, Bietigheim-Bissingen 1998.

Hausen, Monika Helmke: *Lebensquell Schüßlersalze. Die 12 bewährten Selbstheilungsmittel.* Verlag Hermann Bauer, Freiburg 1999.

Hausen, Monika Helmke: *Taschenkompass Schüßlersalze. Schnell und gezielt die heilenden Salze nutzen.* Verlag Hermann Bauer, Freiburg 2001.

Kapchuk, Ted J.: *Das große Buch der chinesischen Medizin. Die Medizin von Yin und Yang in Theorie und Praxis.* O.W. Barth Verlag, München 1990.

Riedel, Eberhard: *Beim Zahnarzt. Ratgeber für den mündigen Patienten.* Universitas Verlag, München 1999.

Leibold, Gerhard: *Fußreflexzonenmassage. Das große Praxisbuch.* Midena Verlag, Augsburg 2000.

Otto, Gabriele: *Fußreflexzonenmassage. Die einfache Selbstbehandlung.* Südwest Verlag, München 1999.

Pahlow, Apotheker M.: *Das große Buch der Heilpflanzen. Gesund durch die Heilkräfte der Natur.* Bechtermünz Verlag, Augsburg 1999.

Reed Gach, Michael: *Heilende Punkte. Akupressur zur Selbstbehandlung von Krankheiten.* Droemer Knaur Verlag, München 2000.

Rothmaler, Rita: *Kurs Naturheilverfahren: Phytotherapie.* J. Sonntag Verlag, Regensburg 1994.

Schlemmer, Jochen: *Salze des Lebens.* J. Sonntag Verlag, Regensburg 2000.

Tacha, Manfred: *Zähne. Vorsorge, Behandlung, Kosten.* Stiftung Warentest/Econ Verlag, Düsseldorf 1999.

Stumpf, Werner: *Homöopathie für Kinder.* Gräfe und Unzer Verlag, München 2000.

Stumpf, Werner: *Homöopathie. Selbstbehandlung. Zuverlässige Mittelwahl. Hilfe im Notfall.* Gräfe und Unzer Verlag, München 2000.

Volkmer, Dr. Dietrich: *Zähne natürlich gesund erhalten. Sanfte Heilung durch biologische Zahnheilkunde.* Ehrenwirth Verlag, München 1998.

Wagner, Franz: *Akupressur.* Gräfe und Unzer Verlag, München 1999.

Wagner, Hildebert / Wiesenauer, Markus: *Phytotherapie. Phytopharmaka und pflanzliche Homöopathika.* Deutscher Apotheker-Verlag, Stuttgart 1995.

Zittlau, Dr. Jörg: *Schmerzen lindern mit Magneten. Mit der Kraft der Magnete zu Gesundheit und Vitalität.* Südwest Verlag, München 2000.

Stichwortverzeichnis der Beschwerden von A bis Z

Dieser Titel könnte Sie ebenfalls interessieren:

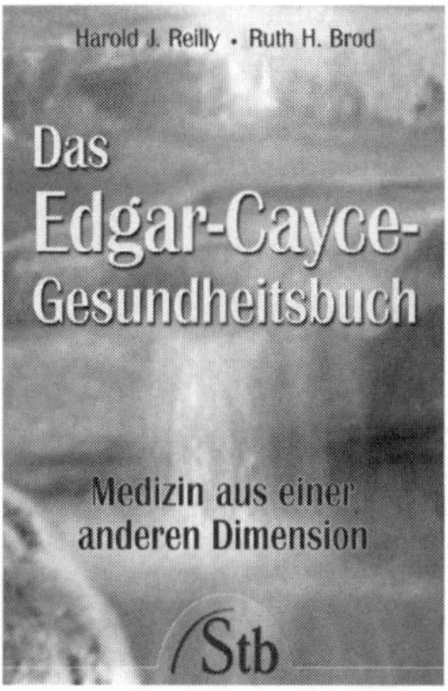

Harold J. Reilly/Ruth H. Brod

Das Edgar-Cayce-Gesundheitsbuch

Medizin aus einer anderen Dimension

ISBN 3-89767-457-2

Das sehr bekannte Medium E. Cayce hat die im Buch erwähnten Mittel zur Selbsthilfe in tiefer Trance erhalten. Hier geht es um Massagen, gesunde Ernährung, um Bewegung und um eine gesunde geistige Einstellung. Der Leser, ob Therapeut oder medizinischer Laie, bekommt ein umfangreiches Nachschlagewerk für die verschiedensten Krankheiten in die Hand, das keinerlei Vorkenntnisse erfordert.

Dr. Rudolf Riedl, 1955 in Schönbach/ Eger geboren; seit nunmehr über 18 Jahren ist er praktizierender Zahnarzt mit Heilpraktikerzulassung. Er ist Autor zahlreicher Bücher, die Sie auf folgender Website finden: www.erlebenswelt.de.

Ein strahlendes Lächeln ist unersetzbar, denn es macht uns schön und begehrenswert. Ein sauberer und gepflegter Mund ist außerdem eine Voraussetzung für körperliche und seelische Gesundheit! Dieses Buch zeigt ganzheitliche Wege, den Mund mit Vergnügen gesund und die Zähne funktionstüchtig zu erhalten. Rudolf Riedl verrät dem Laien hilfreiche Tipps und Tricks aus der Zahnarztpraxis. Das Buch beschreibt, wie man Krankheiten im Mund- und Zahnbereich selbst vorbeugt, wie man Schmerzen lindern und beseitigen kann. Außerdem zeigt es Erste-Hilfe-Tipps bei Verletzungen der Zähne. Es greift dabei sowohl auf sanfte Heilmethoden als auch auf schulmedizinisches Wissen zurück.